TRAITÉ PRATIQUE

DES

AFFECTIONS CUTANÉES

OU

MALADIES DE LA PEAU,

BASÉ SUR UN NOUVEAU TRAITEMENT

PAR

Le Docteur Charles BRAME

PROFESSEUR A L'ÉCOLE DE MÉDECINE DE TOURS

Membre correspondant de la Société Philomatique, de la Société Thérapeutique
de la Société d'Hygiène, de la Société de Pharmacie de Paris,
de la Société centrale de Médecine du département du Nord,
de la Société Médicale d'Indre-et-Loire, etc.

PARIS

LIBRAIRIE E. SAVY, ÉDITEUR

77, Boulevard St-Germain.

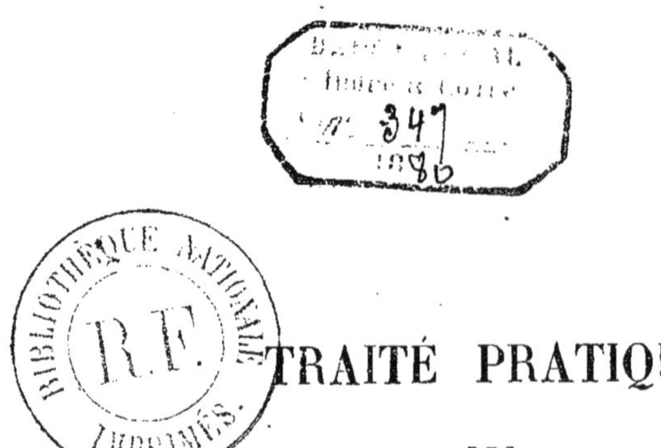

TRAITÉ PRATIQUE

DES

AFFECTIONS CUTANÉES

OU

MALADIES DE LA PEAU,

BASÉ SUR UN NOUVEAU TRAITEMENT

TRAITÉ PRATIQUE

DES

AFFECTIONS CUTANÉES

OU

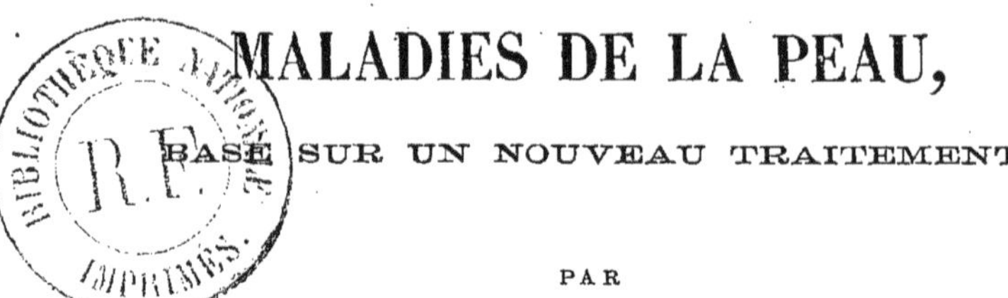

MALADIES DE LA PEAU,

BASÉ SUR UN NOUVEAU TRAITEMENT

PAR

Le Docteur Charles BRAME

PROFESSEUR A L'ÉCOLE DE MÉDECINE DE TOURS

Membre correspondant de la Société Philomatique, de la Société Thérapeutique
de la Société d'Hygiène, de la Société de Pharmacie de Paris,
de la Société centrale de Médecine du département du Nord,
de la Société Médicale d'Indre-et-Loire, etc.

PARIS

LIBRAIRIE E. SAVY, ÉDITEUR

77, Boulevard St-Germain.

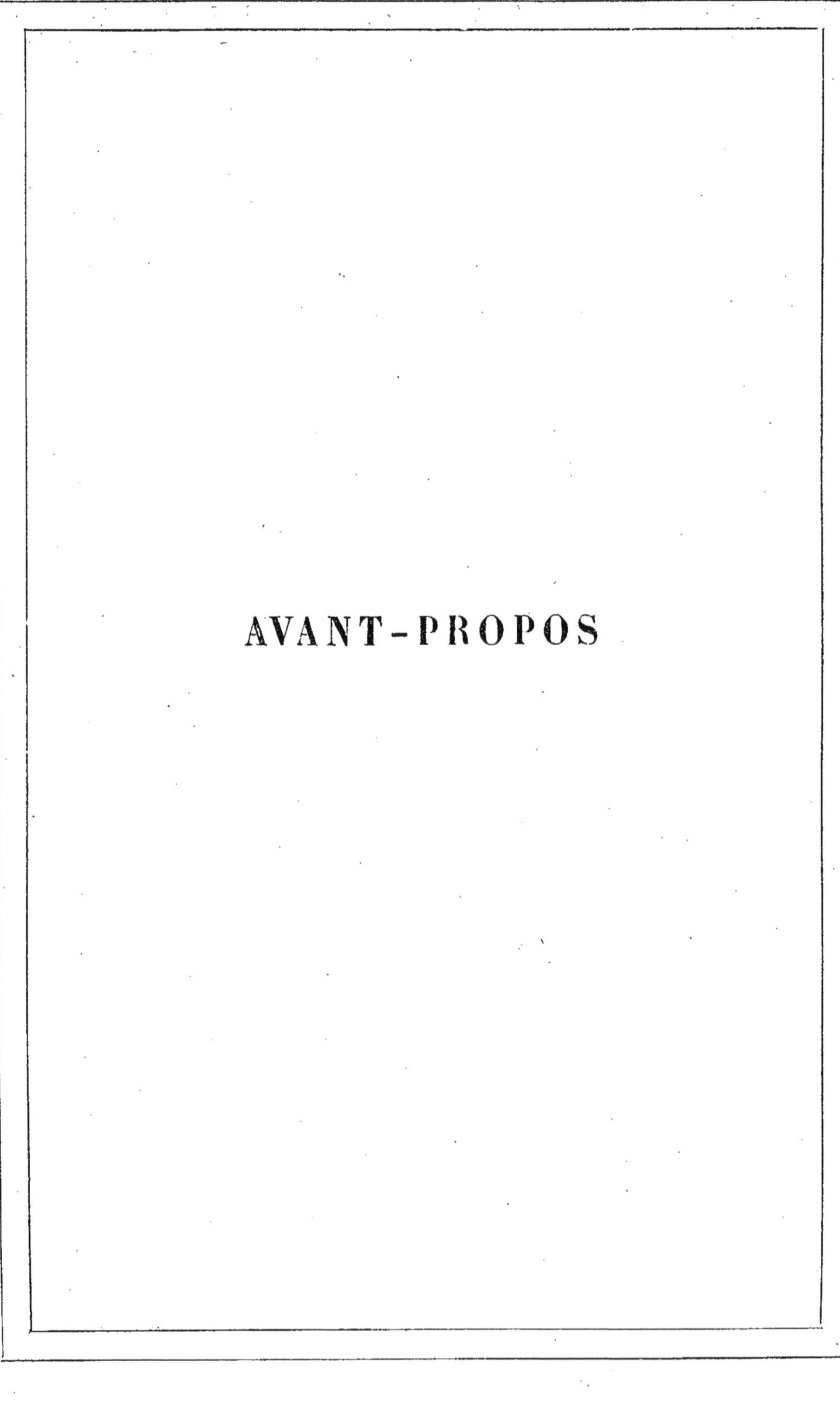

AVANT-PROPOS

AVANT-PROPOS

Il faut remonter à Hippocrate, à Galien, à Celse, et ensuite, après un temps considérable, aux médecins arabes, pour trouver quelques descriptions exactes de plusieurs affections cutanées; ces affections sont pour la plupart abandonnées ensuite aux empiriques, jusqu'à Ambroise Paré. En 1776, Plenk donne une première classification des affections cutanées. En 1798, Willan, jetant sur les affections cutanées un coup d'œil de génie, avec le concours de son disciple Bateman, a singulièrement précisé les lésions anatomiques, qui se remarquent dans les affections cutanées et, par l'exactitude de leurs descriptions, ils ont pu asseoir avec certitude leur diagnostic et d'un autre côté les classer d'une manière à peu près irréprochable.

Grâce aux observations d'Alibert, de Biett, de Gibert, de Cazenave, de Devergie, de Rayer, de Hardy, de Bazin, et actuellement de MM. Hébra, Guibout et Vidal, etc., l'histoire des affections cutanées laisse peu à désirer sous le rapport nosographique. Par l'étude analytique des lésions élémentaires, dans la plupart des cas, on arrive aujourd'hui à reconnaître et à dénommer une affection cutanée, avec la plus grande facilité, même lorsque plusieurs affections se présentent ensemble, il est devenu facile de leur assigner, à chacune, ses caractères spéciaux et de ne pas faire d'erreur dans le diagnostic.

Mais il est un certain nombre d'affections cutanées qui sont déterminées par des *parasites* végétaux et animaux. Dans la première classe, se trouvent des mycodermes qui donnent naissance à la *teigne faveuse*, à la *teigne décalvante*, et un mycoderme commun à la *teigne tonsurante*, à l'*herpès circiné* et au *sycosis;* un autre mycoderme engendre le *pityriasis versicolor*, etc. Dans la seconde classe, les parasites animaux, on remarque l'insecte de la gale, *Acarus scabiei*, etc.

Ce n'est qu'en 1825 qu'eut lieu la mémorable découverte, faite par Schonlein, du parasite de la *teigne faveuse*, dénommée depuis : *Achorion Schonleinii*. Cette découverte remarquable ouvrait la porte à d'autres découvertes ; on a trouvé le *tricophyton tonsurant*, dans la *teigne tonsurante*, l'*herpès circiné*, le *sycosis*, etc., le *microsporon Andouini*, dans la *teigne pelade;* le *microsporon furfur*, dans le *pityriasis versicolor; l'oïdium albicans*, dans le *muguet*, etc. C'est en 1834 que l'*acarus* de la gale fut démontré par un étudiant en médecine, nommé Renucci ; quant aux autres parasites animaux, ils sont connus de toute antiquité et ne déterminent que des affections légères et sans importance.

Ce qu'il y a de commun dans les affections cutanées parasitaires, c'est leur caractère contagieux et leur disparition plus ou moins rapide par l'application des moyens *antibiiques* ou *parasiticides*.

L'emploi de la loupe et souvent du microscope est nécessaire, pour reconnaître les parasites.

En se fondant sur les éruptions, surtout *eczémateuses* qu'engendrent les varices, sur l'apparition de l'*acné*, à la suite du frottement de la peau, par un gilet de flanelle, sur le développement du *pityriasis*, sous l'influence d'un air humide, sur les affections cutanées parasitaires, etc., nous soutenons avec Willan et Bateman, avec Baron (1), avec le docteur Félix Rochard (2), que les affections cutanées sont spéciales à la peau, qu'elles peuvent coïncider avec des maladies diverses, mais qu'elles sont purement et sim-

(1) Baron. Mémoire sur la localisation des maladies cutanées, extrait de la *Gazette médicale* de Paris, 1846.

(2) Félix Rochard. Traité des maladies de la peau, 1860.

plement locales et jamais une manifestation d'une diathèse *herpétique*, *arthritique*, etc. Nous en apportons une preuve manifeste : depuis 1860, nous avons guéri plus de sept cents affections cutanées ou maladies de la peau, par des moyens externes, n'ayant jamais recouru au traitement interne, que lorsque l'individu était affaibli ou scrofuleux, et n'employant dans ce cas que les moyens appropriés, sans jamais avoir recours aux médicaments internes qui sont conseillés contre les diverses affections cutanées.

Les affections cutanées guéries se répartissent ainsi qu'il suit :

(a) Affections non parasitaires.

1	Eczémas divers.	280
2	Pityriasis.	74
3	Psoriasis.	22
4	Lichen.	26
5	Prurigo.	57
6	Impétigo.	7
7	Ecthyma.	14
8	Acné.	96
9	Rupia.	9

(b) Affections parasitaires

10	Herpès circiné.	18
11	Sycosis.	23
12	Teigne tonsurante	25
13	Teigne pelade.	5
14	Teigne faveuse.	8
15	Gale.	10
	Total.	674

Nous avons encore traité, mais, en petit nombre, les affections suivantes qui comprennent 26 cas, c'est-à-dire en tout 700 individus :

1. Erythème simple. — Erythème noueux. — Intertrigo. — Engelures.
2. Urticaire.
3. Zona.
4. Phlycténoïde.
5. Iris.
6. Strophulus.
7. Pemphigus.
8. Ichthyose.

Il faut ajouter à ces affections cutanées quelques cas de macules et de difformités de la peau qui se sont égalément présentés à nous.

MACULES ET DIFFORMITÉS DE LA PEAU.

(*A*) **Difformités de l'appareil pigmentaire.**

I. — EXCÈS DE COLORATION.

1. *Nævi pigmentaires.*
2. Ephélides et lentigo.

II. — DÉCOLORATION.

3. Albinisme.
4. Vitiligo.

(*B*) **Difformités de l'appareil vasculaire.**

5. Taches vineuses.
6. Nævi vasculaires.

(*C*) **Difformité attribuée aux papilles de la peau.**

7. Verrues.

(*D*) **Difformité du derme.**

8. Kéloïde.

Pour terminer cette exposition, nous y joignons l'*epithélioma* ou *cancroïde*, que nous décrivons comme annexe, à la suite des affections cutanées.

Il résulte de l'exposition antérieure des affections cutanées ou maladies de la peau, qu'il faut en revenir, dans leur démonstration, leur classification, leur signification et leur traitement, aux idées de Willan et de Bateman, c'est-à-dire à l'école anglaise.

Considérée dans ses véritables principes, la dermatologie est de l'histoire naturelle pure, avec un certain nombre de données anatomiques qui l'étaient et la fortifient. La vraie médecine consiste à savoir reconnaître cette vérité, devenue incontestable, en présence des résultats que nous avons obtenus, et à ne pas aller chercher la cause des affections cutanées dans une diathèse qui est pour le moins chimérique.

Les médecins praticiens sont imbus ordinairement d'autres doctrines; ils se dorlotent, pour ainsi dire, avec l'idée de diathèse tout-à-fait erronée. Plusieurs éminents médecins adoptent la proposition de Bazin de diviser les affections cutanées en affections d'origine *herpétique*, *arthritique*, *scrofuleuse*, *syphilitique*, etc., et les rapportent à des diathèses correspondantes. Eh bien, il n'y a rien de démontré, dans ces prétentions d'un médecin éminent.

Il en est de même de l'hérédité : où l'hérédité prend-elle lieu de se manifester, dans les affections cutanées parasitaires ou non parasitaires ? on ne peut pas citer un seul fait probant, en faveur de cette idée; et j'ai guéri en cinq jours un jeune homme, affecté d'un *eczéma rubrum* de la moitié de la face, et à qui Bazin avait remis une consultation écrite, en tête de laquelle il avait inscrit ce mot : *Hérédité*.

Le traitement des affections cutanées est constitué sur des bases nouvelles; mais il est toujours purement et simplement local.

J'ai lieu de revendiquer l'idée d'appliquer des ventouses scarifiées ou des scarifications, des mouchetures, de pratiquer la ponction, dans un certain nombre de ces affections. Ainsi : j'emploie les ventouses scarifiées ou de simples scarifications dans plusieurs cas d'*eczéma*, presque toujours dans le *psoriasis*, quelquefois dans le *prurigo*, l'*herpès circiné*, le *pityriasis*, etc., ou du moins des mouchetures qui produisent le meilleur effet. Dans l'*acné* et le *sycosis*, j'ai recours à la ponction qui paraît indispensable, sauf le cas, où on la remplace par des scarifications. On doit avoir recours au cautère actuel (baguette de verre, rougie à la flamme de l'eolipyle), contre les ulcères du *rupia* et contre les pustules de l'*acné*, s'ulcérant et passant au *cancroïde*.

Les cataplasmes ne sont employés qu'avec discrétion et seulement, lorsqu'on ne peut pas faire autrement, pour enlever les croûtes; les grands bains ne sont ordonnés que par exception; ils témoignent de la guérison absolue, en ne faisant pas reparaître l'affection cutanée.

Quant aux eaux minérales, sans les proscrire entièrement, on ne doit les employer, dans le cours du traitement, qu'avec la plus grande circonspection, surtout les eaux de Vichy et autres eaux alcalines qui ont toutes sortes d'inconvénients; il en est de même des eaux sulfureuses qui déterminent souvent une exacerbation de l'affection cutanée, après l'avoir fait disparaître. Du reste, les eaux minérales, même celles qui sont salines, ne paraissent jamais nécessaires, pendant le cours du traitement; elles peuvent être utilisées, dans certains cas, pour le consolider.

Le traitement local, le seul qui peut être mis en usage, doit être *obturateur-substitutif* ou *obturateur-modificateur*, ou bien encore *obturateur-antibiique* ou *parasiticide;* parfois, on combine les moyens appartenant à ces trois ordres de traitement.

Nous croyons devoir exposer la marche que nous avons suivie dans le traité pratique des affections cutanées ou maladies de la peau. Après avoir établi des considérations générales qui comprennent la classification des principales de ces affections, dont nous avons observé un assez grand nombre, nous avons envisagé les quatre genres de *dartres*, admis par M. Hardy, pris dans leur ensemble; puis nous avons procédé à l'histoire de quinze affections cutanées, celles que nous ont fournies le plus grand nombre d'individus :

L'eczéma — le pityriasis — le psoriasis — le lichen — le prurigo — l'impétigo — l'ecthyma — l'acné — le rupia, parmi les affections non parasitaires.

Et parmi les affections parasitaires : l'herpès circiné — le sycosis — la teigne tonsurante — la teigne pelade — la teigne faveuse — la gale.

Nous avons suivi, dans la description de chaque affection, l'ordre suivant :

Considérations générales.
Traitement (1).
Observations.
Conclusions.

Cette forme de mémoire, concernant chaque affection, a, selon nous, l'avantage de permettre au médecin praticien de choisir, entre la lecture de l'ensemble de notre ouvrage ou celle des conclusions, qui résument exactement la description de chaque affection et de son traitement.

Nous avons été sobre de détails peu importants, en traçant l'histoire des principales affections cutanées; le laconisme scientifique et médical étant une de nos préoccupations.

Nous avons résumé rapidement la description des *érythèmes*, de l'*urticaire*, du *zona*, du *phlycténoïde*, de l'*iris*, du *strophulus*, du *pemphigus*, de l'*ichthyose*, dont nous n'avons traité qu'un petit nombre de cas.

Puis nous passons aux *macules* et aux *difformités* de la peau

(1) Presque toujours nouveau.

et nous ajoutons, comme annexe, à l'ensemble des affections cutanées ou maladies de la peau, l'*épithélioma* ou *cancroïde*.

Nous terminons le traité pratique des *affections cutanées* en *maladies* de la peau par un *formulaire*, indiquant la plupart des nouveaux moyens que nous avons employés avec succès pour les combattre.

L'ensemble du traité pratique des affections cutanées, ou maladies de la peau, comprend les principales de ces affections, qu'on observe dans les climats froids ou tempérés. Puisse-t-il servir de guide aux médecins praticiens ; c'est un vœu que nos rudes labeurs, toujours si fructueux, nous permettent de formuler. D'un autre côté, en appelant l'attention du public médical sur des innovations, concernant les affections cutanées, nous croyons remplir un véritable devoir.

Dr CHARLES BRAME (de Tours).

PREMIÈRE PARTIE,

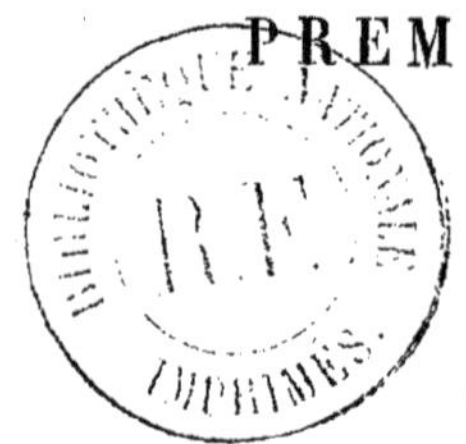

COMPRENANT :

1° LES GÉNÉRALITÉS ;

2° LES QUATRE GENRES DE DARTRES,

A UN POINT DE VUE COMMUN.

3° HISTOIRE DE L'ECZÉMA,
— DU PITYRIASIS,
— DU PSORIASIS,
— DU LICHEN.

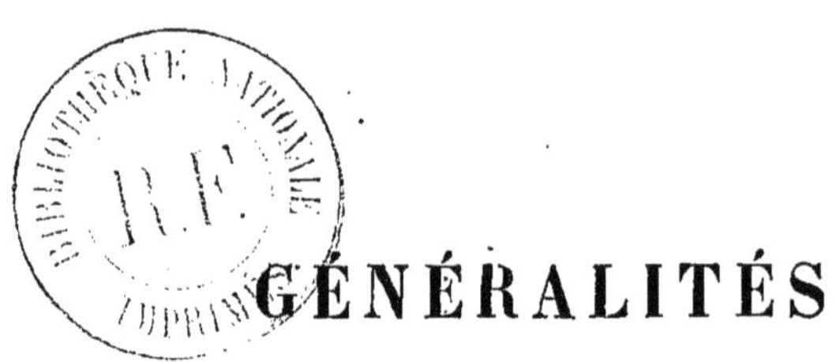

GÉNÉRALITÉS

CONSIDÉRATIONS GÉNÉRALES.

Les recherches que j'ai entreprises et que je poursuis, depuis plus de vingt ans, sur les affections cutanées, m'ont amené à y reconnaître certaines particularités. Ces particularités paraissent avoir échappé aux observateurs qui m'ont devancé ; elles me portent à croire que la plupart des affections cutanées sont des affections locales, essentielles ou symptomatiques de maladies diverses, qui occupent spécialement la peau ou diverses muqueuses.

Selon moi, il est impossible de reconnaître les caractères d'une diathèse, dans les affections cutanées. Pour prouver que ces affections sont dues à un état général de l'économie et non pas à un état local plus ou moins étendu des éléments de la peau, on invoque les caractères d'hérédité, de récidive, de chronicité, de dissémination, de prurit, etc.

Mais quel est celui de ces caractères qui prouve l'existence d'un état général ou bien l'altération du sang, à la manière de ce qui se passe dans l'état syphilitique, peut-être dans l'état scrofuleux ou scorbutique, ou bien encore dans les exanthèmes ?

L'affection morbide cutanée est purement locale et c'est la recherche de son siège élémentaire qui importe surtout au point de vue de sa cause, de son diagnostic et de son traitement.

Déjà Plenk, en 1776, reconnaît les divers symptômes morbides qui se montrent à la surface de la peau ; et il paraît que dans ses quatorze espèces, nombre trop multiplié et où d'ailleurs il distingue, comme différents, des états successifs d'une même affection, il paraît, dis-je, qu'il regardait chacun de ces états morbides, par lui signalés, comme constituant une affection particulière.

En 1798, Willan, s'appuyant sur la classification de Plenk, mais la réduisant et y mettant plus d'ordre et d'exactitude, s'applique à distinguer les véritables lésions anatomo-pathologiques, que présentent les affections cutanées et il en forme huit ordres.

1. Papules.
2. Squames.
3. Exanthèmes.
4. Bulles.
5. Pustules.
6. Vésicules.
7. Tubercules.
8. Macules.

Cette classification est marquée au coin du génie ; elle persiste encore, avec des additions nécessitées par les progrès de nos connaissances, sur les affections cutanées.

C'est ainsi qu'en 1791, Jakson, médecin anglais, avait regardé les glandes sébacées, comme pouvant engendrer une sécrétion dépravée qui donne lieu à une éruption rebelle. C'est donc d'un *acné* qu'il est question, dans l'observation très-exacte du médecin anglais, et les recherches ultérieures ont confirmé ses vues sur le siége anatomique de cette affection.

Au commencement de ce siècle, Alibert, le célèbre dermatologiste, reconnaît que chacun des tissus, dont la peau se compose, est susceptible de développer une affection spéciale ; il engage les anatomistes à faire des recherches anatomiques, sur toutes les productions morbides qui caractérisent les affections cutanées.

En 1824, Samuel Plumb, adoptant les vues d'Alibert, divise les affections cutanées, suivant la localisation vraie ou supposée qu'il leur reconnaît : d'après lui, l'*acné*, le *sycosis*, le *porrigo* ont leur siége anatomique dans les glandes sébacées et les follicules pileux; tandisque la lèpre, le *psoriasis*, le *pityriasis*, l'*ichthyose*, ont le leur dans les vaisseaux qui produisent l'épiderme.

Vers 1830, Biett, reconnaissant l'état imparfait de l'anatomie pathologique, relativement aux affections cutanées, déclare que des travaux anatomiques, plus exacts que ceux qu'on possédait à cette époque, jetteraient de la lumière sur ces affections et qu'on pourrait seulement alors établir une véritable classification des affections cutanées.

En 1843, Cazenave, réalisant le vœu de son maître Biett, publie un mémoire intitulé : « Quelques considérations sur le siége anatomique et physiologique des maladies de la peau », dans lequel il tend à montrer que, seule, l'étude anatomique et physiologique du siége de ces affections peut jeter de la lumière sur l'étiologie, la pathologie et la thérapeutique qui les concerne.

Cazenave a commis diverses erreurs, dues à l'anatomie imparfaite du temps où il a publié son mémoire; malgré tout, Cazenave a donné une description plus étendue du *favus*, de l'*impétigo*, de l'*acné*, du *sycosis*. Ses idées sont contestables sur la nature de l'*eczéma*, du *psoriasis*, du *lichen*.

Mais, malgré les progrès accomplis, qui peut, sans crainte d'émettre des idées erronées, fixer le siége absolu de chacune des affections cutanées, avec une exactitude rigoureuse ? personne.

Il n'y a pas de doute pour l'*acné*, c'est une affection des glandes sébacées ; pour le *pityriasis*, c'est une affection de l'épiderme ; pour l'*ecthyma*, c'est une affection du derme, qui est témoignée par de fausses membranes y adhérant; pour le *rupia*, qui consiste en vésico-pustules, renfermant de la sérosité, du pus et de la sanie, reposant sur des ulcères du derme ; peut-être pour l'*eczéma*, qui parait être une lymphangite capillaire superficielle, s'étendant aux orifices en entonnoir des glandes de la sueur et par conséquent aux pores de la peau.

Mais le *psoriasis*, mais le *lichen*, mais le *prurigo*, quel est leur siége anatomique ? et de même l'*herpès circiné*, sur quel élément de la peau agit le *tricophyton* qui le produit ? Quant au *sycosis*, à la *teigne tonsurante* et à la *teigne faveuse* ou *favus*, ils siégent dans les organes pilifères ou capillaires et ils présentent, comme nous le dirons plus loin, des caractères particuliers.

En résumé, le siége anatomique est loin d'être fixé, lorsqu'il s'agit de plusieurs affections cutanées.

Dartres. — M. Hardy a séparé avec raison, sous le nom de *dartres :* l'*eczéma*, le *pityriasis*, le *psoriasis*, le *lichen*. D'autres auteurs étendent à tort cette dénomination au *prurigo*, à l'*acné*, au *sycosis*, etc.

En la restreignant, comme le fait M. Hardy, cette dénomination est très-utile et permet d'envisager les quatre affections cutanées, comme nous le ferons, d'un point de vue général, mais elle est plus ou moins fondée sur l'anatomie. Cependant le passage possible de l'une de ces affections aux autres est bien démontré, ce qui vient de leur analogie et par conséquent permet de leur donner une dénomination commune et d'en former, sous le nom de *dartres*, une classe spéciale.

Aux difficultés qui se présentent, lorsqu'on veut nettement établir le siége anatomique et physiologique des affections cutanées et, par conséquent, leur véritable pathologie et leur thérapeutique indiscutable, est venue s'ajouter, vers 1825, l'importante découverte, faite par Schonlein, du parasite de la *teigne*, *faveuse* ou *favus*, auquel on a donné le nom d'*Achorion Schonleinii*.

Cette découverte importante ouvrait la porte à d'autres découvertes ; on a trouvé le *Tricophyton*, dans l'*Herpès circiné*, la *Teigne tonsurante*, le *Sycosis*, etc. ; le *Microsporon Andouini*, dans la Teigne pelade. Plusieurs autres mucédinées sont encore signalées, dans quelques affections de la peau ou des muqueuses (1).

Quoi qu'il en soit, le parasitisme est un élément nouveau qui est venu compliquer l'histoire des affections cutanées. Précède-t-il l'apparition de l'affection qui en serait la conséquence ? ou vient-il s'implanter sur l'affection déjà établie ? les auteurs sont loin d'être d'accord sur ce sujet ; nous nous rangeons à l'opinion *des dermatologistes* qui regardent le parasite comme cause.

Une autre question, non moins grave, est celle de savoir, si le parasite existe constamment dans les affections, dites parasitaires. Je me permettrai ici de ne pas me ranger à l'avis de certains auteurs. De ce qu'on n'a pas trouvé, à l'aide du microscope, le parasite, dans un certain nombre de cas, s'ensuit-il qu'il n'existait pas ? Il nous semble téméraire de tirer cette conclusion ; d'ailleurs, il suffit que le parasite existe dans le plus grand nombre de cas, pour que sa présence devienne caractéristique d'une affection cutanée spéciale.

On le voit donc, les difficultés sont nombreuses, lorsqu'on veut chercher à établir une classification rationnelle des affections cutanées.

---

(1) C'est principalement MM. Gruby, Lebert, Ch. Robin, qui ont contribué en France, à faire connaître l'histoire naturelle de ces mycodermes parasitaires. M. Bazin a surtout développé la pathogénie qui en résulte.

CLASSIFICATION.

Je ne crois pas que dans l'état actuel de la science, la classification des affections cutanées puisse reposer sur des bases purement anatomiques et physiologiques.

Je rappelle les principales affections cutanées, que j'ai étudiées sur six cent soixante-quatorze maladies et sont, comme je l'ai dit à l'avant-propos, les suivantes :

(a) *Eczéma*, *Pityriasis*, *Psoriasis*, *Lichen*, *Prurigo*, *Impétigo*, *Ecthyma*, *Acné*, *Rupia*.

(b) *Herpès circiné*, *Sycosis*, *Teigne tonsurante*, *Teigne pelade*, *Teigne faveuse* ou *Favus*, Gale.

Je crois qu'on peut les classer d'une manière satisfaisante, en les séparant d'abord en sept groupes.

Dans un deuxième tableau, on les divise en affections non parasitaires et en affections parasitaires.

Les affections non parasitaires sont divisées elles-mêmes, d'après le produit pathologique, comme le voulaient Plenk et Willan : Vésicules, Squames, Papules, Pustules, Pustules et Tubercules, *etc.* ; il faut y joindre un produit morbide spécial recouvrant des ulcères (*Rupia*).

Puis viennent les affections parasitaires, dénommés d'après le parasite qui les engendre.

Chaque section, ainsi formée, comprend d'un à trois genres, dont on a soigneusement décrit les caractères pathognomoniques et les caractères anatomiques, lorsqu'ils sont connus.

De sorte qu'on a pu établir les deux tableaux suivants, dont le second, en même temps que la classification, renferme les meilleurs éléments, pour le *diagnostic* des affections cutanées.

CLASSIFICATION DES PRINCIPALES AFFECTIONS CUTANÉES

ÉTUDIÉES DANS CE VOLUME.

1er groupe.	Eczéma.
2e groupe.	Pityriasis. Psoriasis.
3e groupe.	Lichen. Prurigo.
4e groupe.	Impétigo. Ecthyma.
5e groupe.	Acné.
6e groupe.	Rupia.
7e groupe.	Herpès circiné. Sycosis. Teigne tonsurante. Teigne pelade. Teigne faveuse ou favus. Gale.

DIAGNOSTIC ET CLASSIFICATION DES PRINCIPALES AFFECTIONS CUTANÉES

D'APRÈS LA NATURE DU PRODUIT PATHOLOGIQUE.

(a) AFFECTIONS NON PARASITAIRES

I. — **Vésicules.**	Etat ponctué de la peau, lymphangite capillaire superficielle, croûtes humides.	**Eczéma.**
II. — **Squames.**	Petites élevures épidermiques ressemblant à des grains papuleux, recouvertes par des squames sèches, rappelant le son (furfur).	**Pityriasis.**
	Petites élevures, rougeâtres, papuleuses, puis squameuses, squames blanches, sèches, épaisses, souvent imbriquées.	**Psoriasis.**
III. — **Papules.**	Papules, qui, excoriées, présentent à leur sommet des vésicules ; sérosité qui se concrète en croûtes très-dures.	**Lichen.**
	Papules, accompagnées d'un prurit intense et surmontées d'une croûte noirâtre.	**Prurigo**
IV — **Pustules.**	Pustules petites, discrètes ou agglomérées, confluentes, ayant le même siége que l'eczéma.	**Impétigo.**
	Pustules larges, à point ombré, déprimées, recouvrant une fausse membrane, adhérente au derme.	**Ecthyma.**
V. — **Pustules et tubercules.**	Pustules et souvent consécutivement tubercules ; peau huileuse, hypersécrétion des glandes sébacées.	**Acné.**
VI. — **Produit morbide spécial, recouvrant des ulcères.**	Vésico-pustules confluentes, contenant un mélange de sérosité de pus et de sanie ; croûtes grises superposées ou bien noirâtres, isolées, recouvrant des ulcères du derme.	**Rupia.**

(*b*) **AFFECTIONS PARASITAIRES**

VII. — **Tricophytie.**	Vésicules très petites, formant un bourrelet, arrondi en cercle plein ou vide.	**Herpès circiné.**
	Pustules et tubercules consécutifs, siége surtout aux poils du menton.	**Sycosis.**
	Altération des cheveux qui deviennent cassants; mais absence du bourrelet de l'herpès.	**Teigne tonsurante.**
VIII. — **Microsporon**	Alopécie, décoloration de la peau, *furfur* blanc ou grisâtre (débris de mycoderme).	**Teigne pelade.**
IX. — **Achorion.**	Eruption pustuleuse, précédant l'apparition de godets, au cuir chevelu.	**Teigne faveuse ou Favus.**
X. — **Acarus.**	Éruptions diverses, démangeaisons, causées par la présence d'un insecte.	**Gale.**

Etiologie. — Quelle est la cause prochaine des affections cutanées ? Il est impossible de la déterminer d'une manière rigoureuse, excepté dans les cas où l'affection est parasitaire. Quoi qu'en disent certains auteurs, dans cette circonstance, la pathogénie enseigne que c'est l'invasion du parasite qui a déterminé l'apparition de l'affection cutanée.

Quant aux autres affections cutanées, le tempérament, le mode d'alimentation, la débilité, les excitations, provenant du dehors ou des boissons, l'humidité de l'air, les influences morales, les veilles prolongées, les frictions répétées à la surface de la peau, la diminution des principes minéraux, nécessaires à l'économie, sont des causes prédisposantes; mais on ne saurait les regarder avec raison comme efficientes.

Nous ne faisons que mentionner certaines idées sur les causes en général ou étiologie prochaine qui ne nous paraissent pas sérieuses :

Ainsi, Gigot-Suard attribue toutes ces affections à l'expulsion par la peau, d'un excès d'urée, d'acide urique, etc.

M. Testut, dans sa thèse inaugurale (1876), cherche à démontrer la part active, directe ou réflexe du système nerveux, comme agent unique des affections cutanées.

Bazin établit la distinction, peu vraisemblable, et qui ne repose sur aucun fait bien constaté, entre les affections cutanées d'origine *arthritique* et les affections cutanées d'origine *herpétique*. Ces différences, signalées par l'auteur, entre les affections cutanées, suivant leur origine supposée, arthritique ou herpétique, ne nous semblent nullement caractéristiques.

D'un autre côté, quoi d'étonnant, à ce que des affections cutanées se développent en même temps que certaines névroses ; il y a là, simple coïncidence, concomitance, si l'on veut. Quant à l'*arthritisme* et à l'*herpétisme*, nous n'avons pas besoin de dire que de même que la *diathèse herpétique*, nous les regardons comme des conceptions véritablement chimériques.

Les causes prédisposantes sont nombreuses et concernent plus spécialement, suivant sa nature, chaque affection cutanée en particulier.

C'est ainsi qu'un air fréquemment humide prédispose singulièrement au *Pityriasis* du cuir chevelu ; que l'*Eczéma* apparaît surtout à la peau des individus, présentant un tempérament lymphatique ou la scrofulose ; que le *Psoriasis* se montre principalement chez les individus d'un tempérament sanguin, ou tout au moins lymphatico-sanguin ; que le *Lichen* est une affection cutanée, qui éclate presque exclusivement chez les individus qui ont un tempérament nerveux. L'excès de nourriture, les veilles prolongées, les boissons alcooliques, *etc.*, favorisent singulièrement le développement de ces trois dernières affections, chez les individus qui y sont prédisposés.

Le *Prurigo*, comme le *Lichen*, se développe surtout chez les individus à tempérament nerveux ; il est assez fréquent chez les vieillards.

L'*Impétigo*, qui apparaît le plus souvent au visage, est une affection surtout propre à l'enfance ou à la première jeunesse et paraît dépendre, en partie, de la finesse de la peau.

L'*Ecthyma* se montre le plus souvent, avec un état détérioré de l'économie, état plus ou moins cachectique, fréquemment syphilitique.

L'*Acné* provient d'une hypertrophie des glandes sébacées, mais il peut se produire chez des individus de tout tempérament et maigres. Les salaisons (intùs), les gilets de flanelle (extrà), sont de puissants moyens de génération de cette affection cutanée.

Le *Rupia* est causé presque toujours par le défaut de nutrition, principalement par la diminution de la fibrine, du fer et aussi du phosphate calcique ; mais, dans certains cas, il atteint des individus bien constitués et présentant toutes les apparences de la santé.

Quant aux *affections parasitaires*, que nous avons étudiées, nous les regardons comme essentiellement liées à la présence de cryptogames, soit le *Tricophyton* (*Herpès circiné*, *Sycosis*, *Teigne tonsurante*) ; soit à l'*Achorion Schonleinii* (*Teigne faveuse* ou *Favus*), *etc.* Elles sont, par cela même, essentiellement contagieuses ; elles se reproduisent et se transmettent avec la plus grande facilité.

Nous savons déjà ce que nous pensons de l'absence de cryptogames apparents qu'on a cru remarquer chez certains individus atteints de ces affections. Ou cela tient à un défaut d'observation, ou si elle a lieu réellement, l'exception n'infirme pas la règle, d'autant moins, que dans ce dernier cas, le *mycoderme* a pu disparaître, avant qu'on effectuât l'observation.

Traitement en général. Les bases du traitement local doivent reposer dans tous les cas, sur des moyens tels, qu'on peut l'appeler *obturateur*, *substitutif* et *antiseptique*, ou *antibiique*, ou bien obturateur-modificateur ; parfois on combine les moyens qui appartiennent à ces trois ordres de traitement. On trouvera le détail du traitement qui est variable, comme chaque affection, à l'histoire de chaque genre, où on mentionne les différences qu'on lui fait subir, suivant le genre, et même suivant l'espèce d'affection.

Exposons toutefois, dans ces généralités, que les médicaments locaux sont d'ordinaire, au commencement, des préparations de coaltar ou des produits qu'on en retire, par l'alcool, à 96°, auxquels on ajoute l'iodure argentique ou le précipité d'eau blanche, *etc.*

Nous croyons devoir faire remarquer, que les ventouses scarifiées ou de simples scarifications sont employées, avec succès, contre le *Psoriasis*, certaines formes de l'*Eczéma*, du *Pityriasis* ; contre le *Prurigo*, l'*Herpès circiné*, etc. On a recours à la ponction contre les pustules de l'*Acné*, de l'*Impétigo*, du *Sycosis*. On doit faire usage du cautère actuel (baguette de verre rougie à la flamme de l'éolipyle), contre les ulcères du *Rupia* et contre les pustules de l'*Acné*, s'ulcérant et passant au *cancroïde*.

On n'a recours aux cataplasmes que pour enlever la matière squameuse ou crustacée ; le meilleur cataplasme est celui de mie de pain, trempé dans l'eau tiède ; rarement, on est contraint d'avoir recours aux cataplasmes de fécule.

Les grands bains chauds ne sont ordonnés que par exception ; ils augmentent souvent l'intensité de l'affection cutanée ; mais quelquefois ils témoignent de la guérison absolue en ne la faisant pas reparaître, lorsqu'elle a cédé aux moyens employés pour la combattre : les bains les plus usités sont ceux d'amidon.

Quant aux Eaux minérales en général, sans les proscrire entièrement, on ne doit les employer, dans le cours du traitement, qu'avec la plus grande discrétion, même extérieurement ; par exemple : les Eaux de Vichy et autres Eaux alcalines. Les Eaux sulfureuses ont, entre autres, toutes sortes d'inconvénients ; elles sont irritantes et aggravent souvent l'affection cutanée, après l'avoir fait disparaître ; elle se montre de nouveau, avec plus d'intensité, lorsqu'on cesse leur emploi. Du reste, les Eaux minérales, en général, même celles qui sont *salines*, ne paraissent jamais nécessaires, pendant le cours du traitement ; elles peuvent être mises, tout au plus à contribution, dans certains cas, pour le consolider.

Traitement interne. On a recours à quelques purgatifs ou laxatifs (Sulfate sodique, Huile de ricin, à la dose de dix à quinze grammes, au biscuit de scammonée (celui-ci, presque toujours fractionné en deux parties) ; mais en n'y revenant qu'un petit nombre de fois, dans le cours du traitement, à moins qu'il n'y ait constipation.

On exclut de l'alimentation, le gibier, les viandes et les poissons salés ou fumés, les liqueurs fortes, le vermouth, le vin blanc, le thé ; la plupart du temps, on exclut de même les Eaux de Vichy ou autres Eaux minérales alcalines, le bi-carbonate sodique, pris aux repas, etc.

Au contraire, on recommande presque toujours l'usage des viandes de boucherie, du vin rouge étendu d'eau, de la petite bière qui sert en même temps de boisson et de tisane ; de l'eau de fontaine, prise à la source, ayant une température basse (au plus 12 à 13) et ne contenant qu'une petite quantité de carbonate calcique ; on tolérera l'usage du café noir, qui ne produit aucun mauvais effet sur les affections cutanées.

Aux personnes d'un tempérament faible ou aux enfants, ou

recommande l'usage du vin de gentiane (15 grammes de racine, par bouteille de vin rouge), des pastilles de phosphate ferreux, de la viande crue (1).

Aux enfants, lorsque l'état général en donne l'indication, on recommande l'usage de l'huile de foie de morue et de préparations d'iodure ferreux.

Comme on le voit, excepté quelques purgatifs ou laxatifs, mes recherches m'ont amené à supprimer tous les médicaments internes, qu'on emploie journellement, contre les affections cutanées; je n'ai recours aux reconstituants que lorsqu'il en est besoin.

---

(1) Un moyen commode et sans danger d'administrer la viande crue, c'est d'avoir recours à la viande de mouton, dont on hache 50 à 150 grammes; puis on la pile dans un mortier de porcelaine avec du sucre; cela fait, on ajoute de l'eau, on passe à travers une passoire de cuisine à trous fins et l'on aromatise, avec de l'eau distillée de menthe ou de fleur d'oranger.

AFFECTIONS CUTANÉES

NON PARASITAIRES.

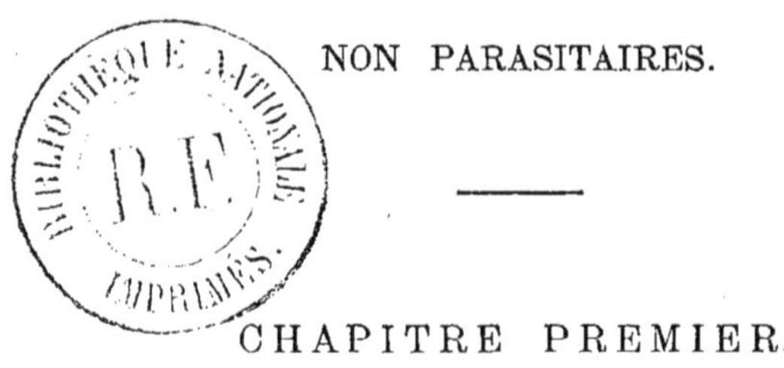

CHAPITRE PREMIER.

DARTRES

EN GÉNÉRAL.

AFFECTIONS CUTANÉES NON PARASITAIRES

IMPORTANTES

TRAITÉES EN PLUS OU MOINS GRAND NOMBRE.

DARTRES

EN GÉNÉRAL.

M. Hardy a renouvelé la dénomination de *Dartres* qui était oubliée, du moins scientifiquement, et il l'applique exclusivement à quatre affections cutanées : l'*Eczéma*, le *Lichen*, le *Psoriasis* et le *Pityriasis*.

Les caractères communs et distinctifs, qu'il leur attribue, ne diffèrent pas de ceux qu'on reconnaît d'habitude, à la plupart des affections cutanées ; il n'y a de saillant, dans ces caractères, que les démangeaisons très vives et la propriété de guérir sans cicatrice ; du reste, ces deux caractères appartiennent à d'autres affections cutanées.

Mais, ce qui est le propre de M. Hardy, c'est d'avoir distingué une susceptibilité prédisposante de la peau ; cette susceptibilité, selon M. Hardy, est extrême, et la facilité avec laquelle la peau, éprouvant l'influence des causes internes et externes les plus légères et les plus fugaces, donne lieu, sous cette influence, à une éruption souvent éphémère et non de nature dartreuse, révèle une prédisposition particulière de l'économie et l'existence d'un *vice latent* qui n'a besoin que d'une occasion favorable pour se manifester.

« On arrive, dit M. Hardy, logiquement à penser que les *dartres* ne sont pas dues seulement à un état local, mais bien à une disposition générale de l'économie, que les anciens appelaient *vice dartreux*.....

« Nous croyons devoir adopter l'existence de la *diathèse dartreuse*, dont personne aujourd'hui ne saurait contester la réalité et nous croyons que le mot *dartre* s'applique à une famille très naturelle d'affections cutanées (1). »

Selon nous, il est impossible de reconnaître les caractères d'une *diathèse,* dans les quatre affections cutanées, auxquelles plusieurs auteurs, à la suite de M. Hardy, paraissent amenés à réserver exclusivement le nom de *dartres*, comme le veut surtout l'éminent médecin de l'hôpital Saint-Louis.

Les démangeaisons très vives qui accompagnent ces quatre affections, leur guérison sans cicatrice, la susceptibilité prédisposante de la peau, ne sont pas des caractères qui leur appartiennent exclusivement et qui, dans aucun cas, ne peuvent prouver l'existence d'une diathèse, pas plus que ceux qu'on invoque, pour admettre ce principe, dans d'autres affections cutanées, comme nous l'avons dit, aux généralités.

Ce qui prouve clairement que les affections dartreuses ou *dartres* de M. Hardy, sont des affections locales, c'est qu'on peut les guérir, dans la grande majorité des cas, par un traitement entièrement *localisé.*

Une preuve différente que les *dartres*, en particulier, sont des affections locales, se tire d'un autre ordre de faits bien distincts, du mode d'affection lui-même. Ainsi, il est rare que l'*Eczéma variqueux* ne soit pas confiné aux jambes atteintes de varices. Dans ce cas, il est évident que c'est l'embarras de la circulation, causé par les varices (qui ne deviennent eczémateuses, que lorsqu'elles sont peu développées et peu nombreuses) qui est la cause prédisposante de la production de l'*Eczéma.*

On peut invoquer la preuve, tirée de la production du *Pityriasis capitis* qui est tellement endémique, dans les lieux humides, une partie de l'année, que l'on voit les habitants d'une grande

(1) Hardy. Leçons sur les maladies de la peau, rédigées et publiées par le docteur Léon Moisant, p. 19 (1860).

ville, presque sans exception, en être atteints et toujours d'une manière permanente, quel que soit leur tempérament, leur état de santé ; l'affection pityriasique, au moins dans ce cas, est purement locale. Je crois que ces deux sortes de preuves ne laissent de doute dans l'esprit de personne, sur la localisation des dartres et qu'on regardera ces affections cutanées, comme toujours *exogénées* et jamais *endogénées*.

En m'appuyant sur le principe de la non diathèse des *dartres* et autres affections cutanées, j'ai pu non-seulement les traiter et les guérir, au moyen de simples applications, mais j'ai pu montrer la corrélation et le passage de l'une aux autres des quatre genres de dartres : l'*Eczéma*, le *Pityriasis*, le *Psoriasis*, le *Lichen*.

Or, M. Hardy, qui en est encore au traitement interne par des préparations, surtout arsénicales, dans la troisième période de l'Eczéma, est arrivé à reconnaître la transition possible, entre ces différents groupes d'affections, tout en maintenant l'idée de *diathèse* qui semble entièrement opposée aux faits.

Quelle que soit l'autorité de l'habile médecin de St-Louis, je crois devoir réclamer d'avoir le premier établi le passage d'une affection à l'autre, sauf en ce qui concerne le *Pityriasis*, où M. Hardy m'a devancé.

M. Félix Rochard, dans son *Traité des maladies de la peau*, publié, en 1860, après ma communication à la société médicale de Tours qui date de la même année (1), établit la localisation des dartres et d'autres affections cutanées, qu'il comprend sous la même dénomination.

D'ailleurs, nous avons des prédécesseurs, mais il m'est bien permis de faire constater que mes démonstrations anatomiques, thérapeutiques,photographiques sont originales et m'appartiennent tout entières.

(1) Ch. Brame. Sur l'Eczéma. Recueil de la Société médicale d'Indre-et-Loire, 1860 p. 94.

C'est, du reste, ce que reconnaît M. le docteur Garnier, dans l'*Union médicale* du 10 octobre 1860:

« M. Brame a encore présenté des dessins photographiques d'affections de la peau, qu'il traite avec succès, par l'iodure d'argent. Ses démonstrations anatomiques et thérapeutiques du siége de ces affections méritent d'être répétées et encouragées. »

Symétrie. — Un caractère important des *dartres*, c'est la symétrie qu'elles affectent fréquemment, sur le tronc et sur les membres : ce caractère a été surtout signalé par M. Hardy. Le fait « signalé par M. Hardy, est probablement l'origine de la thèse considérable de M. Léo Testut, publiée en 1876, et intitulée : « *De la symétrie dans les affections de la peau, étude physiologique et clinique sur la solidarité des régions homologues et des organes pairs.* »

On ne peut raisonnablement regarder le système nerveux comme l'agent unique des *affections cutanées* et des *dartres* en particulier. M. Testut n'est pas arrêté par les résultats négatifs qui ont accompagné la tentative de quelques physiologistes, pour obtenir des éruptions cutanées, en irritant le centre nerveux et les nerfs périphériques. Cette démonstration, par l'expérience directe, est cependant capitale, dans la question. M. Testut le sait si bien qu'il se réfugie, dans une singulière fin de non recevoir. « Il ne faut pas, dit M. Testut, s'en laisser imposer par des expériences ; le physiologiste ne saurait se mettre exactement dans les conditions où se trouve la nature. »

Les animaux domestiques sont très sujets aux affections cutanées et particulièrement aux *dartres* : le chien, le cheval, le porc, la volaille, le pigeon, etc., en fournissent de nombreux exemples. Sous ce rapport, leur peau est essentiellement comparable à celle de l'homme Y a-t-il donc rien de plus naturel et de plus démonstratif que de la prendre pour sujets d'expériences probantes ? ces expériences ont prononcé contre les vues de M. Testut.

Mais, indépendamment du rôle que le système nerveux joue dans la génération de toute affection, qu'y a-t-il d'extraordinaire à ce que les affections cutanées et notamment les *dartres,* apparaissent en même temps sur les deux moitiés du tronc et sur les organes pairs. La structure de la peau est-elle différente dans ces situations ? parfaitement semblable, identique même, elle engendre des affections pareilles, lorsqu'elle est soumise aux mêmes causes. Cette observation résout amplement la question.

Pronostic. — La plupart des auteurs regardent le pronostic comme toujours fâcheux, bien que les *dartres* aient rarement une terminaison funeste, mais en raison de leur persistance et de leurs nombreuses récidives.

« La guérison est très rare, » dit M. Hardy ; mais même lorsqu'elle est obtenue, l'habile praticien déclare « qu'il faut être très circonspect et très réservé, si on veut éviter une illusion fâcheuse ; car le plus souvent la *diathèse* est latente et sommeille, et il suffit d'une cause accidentelle, d'une certaine énergie, pour la faire reparaître à l'extérieur. » Cette opinion de M. Hardy est partagée par la grande majorité des dermatologistes.

M. Félix Rochard s'en écarte, en ce qu'il n'admet pas avec raison, comme nous-même, la diathèse des affections dartreuses ; mais il reconnaît, comme M. Hardy, que le pronostic est toujours fâcheux, en raison de la tenacité de la plupart des dartres et de leurs faciles récidives.

Mais M. Félix Rochard, admet comme *dartres*, outre l'*Impétigo*, ce qui a sa raison d'être, une affection parasitaire, le *Sycosis* ; il y joint l'*Acné* qui ne ressemble en rien à l'*Eczéma*, au *Pityriasis*, au *Psoriasis* et au *Lichen*, et le *Prurigo* qui a de l'affinité avec le *Lichen* à cause des papules qui les engendrent l'un et l'autre, mais qui en diffère essentiellement, sous tous les autres rapports, de même qu'il diffère des autres affections dartreuses. Quoi qu'il en soit, M. P. Rochard partage l'opinion de M. Hardy et de la plupart des autres dermatologistes, sur la gravité des quatre genres de dartres que nous admettons à l'exemple de M. Hardy.

Une pratique de plus de vingt années, qui s'est exercée sur

quatre cent quatorze individus, atteints de *dartres* (1), me permet de voir le pronostic qui concerne ces affections cutanées, sous un jour plus favorable. Bien loin d'être une exception, la guérison complète et définitive a été, entre mes mains, la règle ordinaire, comme nous l'avons dit aux considérations générales ; il en a été de même pour les autres affections cutanées, que nous avons traitées. Les rechutes ont été peu fréquentes et ont presque toujours cédé, après un temps très court.

Répercussion. — La disparition des *dartres* a fait naître l'idée, chez certains médecins, qu'il y avait toujours répercussion sur des organes internes : poumons, estomac, foie, cerveau, etc. Ce sont des vues, absolument chimériques ; je n'ai jamais observé le fait de répercussion chez les dartreux que j'ai traités et, pas davantage, sur les individus affectés d'autres affections cutanées.

Traitement en général. — Un traitement tout spécial sera indiqué, à propos de chaque espèce de dartres ; mais il nous paraît opportun de faire connaître le traitement local, plus ou moins fréquent, qui leur est applicable.

Mais avant cela, nous croyons devoir dire un mot du traitement interne ; il a été généralement nul, sauf les défenses d'aliments et de boissons qui ont été relatées, aux affections cutanées envisagées d'une manière générale et à la prescription des reconstituants qui ont été indiqués ; encore ces derniers moyens ne concernent que l'*Eczéma* et le *Lichen*. Dans le *Pityriasis*, dans le *Psoriasis*, le traitement interne est absolument nul, sauf de la petite bière qui est ordonnée à la fois comme boisson et comme tisane.

Revenons au traitement local, par genres de *dartres :* pour l'*Eczéma* et le *Lichen*, les préparations coaltarisées ou les préparations

(1) 280 *Eczémas* ; 76 *Pityriasis* ; 32 *Psoriasis* ; 26 *Lichens.*

confectionnées avec les produits alcooliques qu'on retire du *coal-tar* sont presque toujours de première nécessité : l'iodure argentique, le précipité d'eau blanche viennent ensuite en première ligne, etc., c'est-à-dire des moyens *obturateurs*, *substitutifs* et *antiseptiques* ou *obturateurs modificateurs*; souvent il faut combiner ces deux ordres de moyens.

Dans le cas d'*Eczéma* squameux et de *Lichen*, les cataplasmes de mie de pain trempé et quelquefois de fécule peuvent être utiles, en ayant soin de ne les appliquer que pour faire tomber la matière squameuse ou crustacée ; la solution d'iodure potassique suffit le plus souvent pour le *Lichen*.

Les grands bains à base d'amidon ne réussissent que lorsqu'ils sont employés avec la plus grande discrétion dans les cas d'*Eczéma* général ou de *Lichen* très répandu.

Le *Pityriasis*, surtout celui du cuir chevelu, devra être traité par des frictions alcooliques et des pommades à base d'oxyde mercurique, lorsqu'il est peu développé, dans le cas contraire, il faut avoir recours à d'autres moyens.

Quant au *Psoriasis*, on s'est bien trouvé d'appliquer des ventouses scarifiées, en plus ou moins grand nombre, les scarifications étant très superficielles, et de les faire suivre ordinairement d'un badigeonnage au tannin iodé et au sulfocyanure ferrique, tous les deux dissous dans l'alcool à 96° (1).

Moyens à exclure. Nous croyons devoir terminer ce qui est relatif au traitement en général des *dartres*, par l'indication des moyens qui doivent être évités, dans le traitement de ces affections cutanées.

(1) Cependant nous n'avons pu guérir que les deux tiers des malades affectés de *psoriasis*. Le psoriasis est la seule des affections cutanées qui ait en partie résisté aux moyens énergiques, que nous employons pour les combattre.

A propos des moyens à éviter, dans le traitement des *dartres*, nous citerons l'emploi interne de l'acide arsénieux et des autres préparations arsénicales qui guérissent quelquefois, mais rarement, et toujours en éliminant l'arsenic par la peau ; les préparations arsenicales, *employées extérieurement*, ne sont pas sans inconvénient.

Il faut se méfier de la majeure partie des préparations mercurielles employées extérieurement ; ordonnées à l'intérieur, elles doivent être rejetées.

Il en est de même du cyanure potassique qui a toutes sortes de contre-indications ; de l'oxyde zincique et du camphre qui ne sont d'aucun effet.

De même, le soufre n'a ordinairement qu'un effet négatif ; quant aux sulfures alcalins, ils sont irritants et doivent être évités. Il en est de même du goudron végétal, à cause surtout des acides qu'il renferme et qui sont pour beaucoup dans l'aggravation du mal, qu'on observe, lorsqu'on l'emploie. A plus forte raison, on évitera l'emploi de l'huile de *cade*, dont on ne retire aucun bon effet réel et qui est très irritante. Les préparations cantharidées doivent être rejetées.

On n'emploiera qu'avec la plus grande discrétion les préparations à base de bi-carbonate sodique ou potassique, de même que les eaux de Vichy ou de Vals, qui peuvent, en apparence, guérir les *dartres ;* mais ces affections cutanées reparaissent bien vite, lorsqu'on cesse leur emploi qui n'est pas sans danger, pour l'économie en général.

Dénomination des dartres. Quoi qu'en dise Devergie, nous préférons la dénomination de *dartres* qui, suivant lui, effraie les populations, à celle d'*herpétides*, proposée par Bazin, et qui se rapporte logiquement à toutes les affections cutanées.

CHAPITRE DEUXIÈME.

ECZÉMA.

ECZÉMA.

Le mot *Eczéma* (1) vient du grec ἐκζέιν, signifiant, suivant les uns, brûler, et, suivant les autres, bouillonner, faire effervescence ; cela montre que les premiers ont considéré la rougeur de la peau, comme le phénomène principal de cette affection, tandis que d'autres ont accordé la prééminence aux vésicules qu'elle engendre à la surface de la peau.

Suivant Bazin, l'*Eczéma* n'est qu'une affection symptomatique qui se montre dans différentes maladies constitutionnelles. Bazin divise l'*eczéma*, d'après l'origine supposée, en : *scrofuleux*, *parasitaire*, *arthritique*, *herpétique*. Il est à remarquer que ce médecin distingué admet que l'*eczéma rubrum* généralisé est une *herpétide pseudo-exanthémateuse*.

D'un autre côté, M. Hardy admet quatre variétés d'*eczéma* : *simplex*, *rubrum*, *fendillé*, *impétigo* (2).

Mais en général l'*eczéma* ressemble plus ou moins à un érysipèle, suivant l'étendue des surfaces envahies, la proximité des lésions partielles et, par suite, la rougeur plus ou moins prononcée.

Siége. L'Eczéma a pour siége les orifices ou pores de la peau ; je l'ai constaté par l'observation.

Suivant Cazenave, l'*Eczéma* a pour siége les glandes sudoripares. Cazenave appuie son opinion sur cette circonstance que, dans l'*Eczéma*, il y a sécrétion d'un fluide séreux, clair, transparent. D'après la manière de voir de Cazenave, la sécrétion séreuse ne serait autre chose que la sécrétion de la sueur exagérée et les petites ulcérations qu'on aperçoit sur la surface

(1) Malades traités : 280 ; observations : 7.

(2) M. Hardy réunit à l'*eczéma*, l'*impétigo*, qu'en séparent la plupart des auteurs ; bien que partageant, en partie, les idées de M. Hardy à cet égard, nous croyons devoir placer l'*impétigo*, à la suite de l'*ecthyma*.

rouge, ne seraient que les orifices des conduits sudorifères, devenus plus apparents par le fait de leur altération.

J'admets, avec Cazenave, que l'altération morbide d'une partie de l'appareil *sudoripare* est fréquemment l'origine de l'*eczéma ;* mais dans ce cas, mes observations placent le siége de l'affection dans la partie supérieure des conduits sudorifères, dans les orifices, en entonnoir, eux-mêmes, d'où elle s'étend au réseau lymphatique, capillaire superficiel.

Trois faits semblent le prouver incontestablement : le premier, c'est que la sérosité qui se reproduit, n'est pas de la sueur, mais une sérosité particulière, de nature très âcre et irritante ; c'est elle qui engendre l'érythème circonvoisin, et, par suite, les squames formées en partie aux dépens de l'épiderme ; c'est elle qui propage l'affection.

Le deuxième, c'est qu'il suffit de boucher les pores de la peau, par une médication que j'appelle *obturatrice*, pour faire disparaître les phénomènes morbides principaux : rougeur, prurit, vésicules, suintement de matière, devenant squameuse, crustacée ou furfuracée, c'est-à-dire la sérosité elle-même, concrétée et séchée à l'air, mélangée à des cellules épidermiques plus ou moins altérées.

Le troisième, c'est que par suite de l'application des médicaments obturateurs, les pores de la peau se remplissent de matière organique concrète : sang, sanie, sérosité, etc., avec ou sans gonflement des tissus, si bien que ces pores prennent tantôt l'aspect de papules, tantôt l'aspect de pétéchies ; ce qui est un signe avant-coureur de la guérison

D'ailleurs, ces observations sont appuyées fortement par la remarque de Devergie qui, au nombre des caractères de l'*Eczéma* cite le suivant : « un état ponctué et rouge de la peau, formé par l'orifice des canaux qui par myriades fournissent la sérosité. »

Il peut y ajouter l'inflammation de l'orifice des pores de la sueur ; cela est démontré par l'observation n° 8, l'enfant qui l'a fournie, ayant été le sujet d'une double photographie pendant que l'affection était en pleine évolution et au moment de la guérison.

Ces observations sont encore appuyées par Bazin qui admet, comme on l'a déjà dit, une *herpétide* pseudo-exanthémateuse, vésiculeuse.

Elles le sont, par les particularités que présente l'*eczéma fendillé*, que j'ai eu occasion d'étudier, par celles qui sont propres à l'*eczéma parasitaire*, à l'*eczéma artificiel*, dit vulgairement : *gale des épiciers*, et surtout par l'*eczéma variqueux*, qui, je l'ai démontré, sur soixante-dix-huit cas, a pour origine l'embarras de la circulation, provoqué par la dilatation des veines.

Du reste, en s'étendant au réseau lymphatique superficiel, l'affection provoque une lymphangite capillaire, plus ou moins restreinte ; celle-ci produit le liquide séreux, qui, souvent mélangé de sueur altérée, de lymphe plastique et quelquefois de globules de pus, etc., suinte par les pores de la peau et par les orifices des follicules pileux, dans lesquels débouchent fréquemment les canaux sudorifères. Ce sont ces orifices de la peau, enflammés et dilatés qui forment de petites ulcérations visibles à l'œil nu. En se réunissant, celles-ci donnent lieu à des excoriations, des fendillations et même à de véritables ulcères, plus ou moins étendus, profonds, comme cela s'observe fréquemment dans l'*eczéma variqueux* des jambes.

Je crois que l'*eczéma*, ne manquant pas d'analogie avec l'érisypèle, n'en diffère véritablement que par sa marche ordinairement plus lente et surtout par son siége primitif, d'où résulte une desquamation réitérée.

D'un autre côté, l'*eczéma* peut apparaître et persister à la suite des exanthèmes (rougeole, scarlatine, etc.), ce qui semble relier ces dernières affections à l'*eczéma*, mais l'*eczéma* est une maladie locale, les exanthèmes sont un symptôme local d'une infection générale ; cela constitue une différence capitale, entre ces maladies et l'affection qui nous occupe.

Depuis 1858, j'ai traité deux cent quatre-vingts eczémas, dont dix-sept généraux, quarante-un *vultûs*, vingt-neuf *manuals*, dix-huit *auriculaires*, quatorze *nasaux*, douze *capitis*, neuf *cervicaux*, neuf du *scrotum*, sept du *menton*; soixante-dix-huit *eczémas variqueux* des jambes; seize *eczémas rubrum*, dont neuf au visage et sept à la cuisse; plus trente *eczémas* de diverse nature, et diversement situés, parmi lesquels se trouvent: des *eczémas lichénoïdes*, *scrofuleux*, *siphilitiques* et aussi des *eczémas impétigineux* et des *eczémas fendillés*.

Relativement aux particularités que présentent les *eczémas*, selon leur nature ou leur situation, j'ai fait les remarques suivantes :

L'*eczéma simplex* récent est parfois accompagné d'une vive rougeur, d'une chaleur intense qui ne cède qu'aux cataplasmes et aux bains d'amidon; le plus souvent, la période aiguë est éphémère et l'*eczéma* ne tarde pas à passer à l'*état chronique*, avec apparition de squames.

L'*eczéma variqueux* existe très fréquemment isolé, ce qui, comme je l'ai déjà dit, est une preuve palpable que l'*eczéma* est une maladie locale et non le résultat d'une diathèse. L'*eczéma variqueux* isolé résulte évidemment d'un embarras dans la circulation, causé par la dilatation et l'hypertrophie des veines.

L'*eczéma lichénoïde* (*lichen agrius*), se recouvre d'une matière crustacée très dure : il faut souvent employer des cataplasmes à diverses reprises, pour l'en dépouiller.

L'*eczéma rubrum* est caractérisé par la rougeur cuivrée de la peau; il ne produit que des squames minces. Il est quelquefois accompagné d'*Acné* qui en rend la guérison très difficile.

L'*eczéma fendillé* se montre principalement aux mains, il est presque toujours le résultat d'une cause irritante; il se produit fréquemment dans l'eczéma artificiel, dit *gale des épiciers*.

L'*eczéma impétigineux* est caractérisé par la présence de vésico-pustules, où la sérosité domine en général et passe assez souvent à l'*eczéma impétigo*, ou *impétigo* proprement dit, qui ne montre que des pustules : le vésico-pustule ou les pustules doivent être ponctionnées, pour y introduire ensuite des substances appropriées.

Relativement au siége, on remarque surtout l'eczéma du *scrotum* et celui des *oreilles* qui sont très-tenaces et qui, quelquefois, comme on le dira à propos du traitement, ne cèdent qu'à des moyens spéciaux.

L'*eczéma capitis* est rarement dépourvu de *tricophyton* ; mais celui-ci peut être assez rare pour qu'on en méconnaisse la présence ; dans tous les cas, il demande en général des moyens particuliers de traitement. Du reste, il se transforme souvent en *pityriasis*.

Enfin les *eczémas généralisés, simplex* et *rubrum*, gardent la physionomie de chacune des deux variétés, lorsqu'elle est limitée à une partie quelconque de la peau.

II. **Traitement.**

1° *Traitement local.*

Les bases ordinaires du traitement local, employé avec succès, depuis vingt années, à la fois *obturateur*, *substitutif* et *antiseptique* reposent principalement sur l'emploi du coaltar et de plusieurs substances qu'on en extrait, associées au cérat simple, à la craie et à la glycérine. Dans quelques cas, on remplace le cérat simple par de l'huile d'olive pure ou mélangée aux huiles siccatives, ou bien par l'axonge, la moelle de bœuf, etc. En un mot, on fait varier le corps gras, suivant les circonstances, mais, dans tous les cas, on emploie le *coaltar*, ou les extraits alcooliques de cette substance, et, parfois, les produits distillés qu'on en retire (1).

Après avoir étendu la préparation coaltarisée sur la peau, à l'aide d'un pinceau, on l'éponge, de manière à en enlever l'excès, au moyen du papier Joseph. Cette médication suffit quelquefois.

Le plus souvent, on badigeonne ensuite avec de l'iodure argentique naissant ou récemment préparé, suivant les circonstances. D'autres fois, on substitue à l'iodure argentique, du précipité d'eau blanche, auquel on joint assez souvent d'ailleurs de l'iodure argentique, récemment préparé.

Dans le cas, où l'*eczéma simplex* est ancien ou généralisé on se trouve généralement très-bien du badigeonnage avec l'iodure argentique récemment préparé.

Dans le cas d'*eczéma rubrum* du visage, j'ai eu recours, avec succès, aux ventouses scarifiées en petit nombre, suivies du badigeonnage, avec l'iodure argentique, récemment préparé.

L'*eczéma fendillé* des mains est également traité par l'iodure argentique récemment préparé, on le précipite d'eau blanche, en ayant soin de recouvrir la partie atteinte d'un bandage approprié.

Lorsque l'*eczéma simplex* est purement variqueux ou lorsque l'*eczéma rubrum* est généralisé, on a recours au précipité d'eau blanche. Lorsque, malgré ce traitement, l'hypérémis se manifeste d'une manière *marquée*, on se sert pendant quelques jours d'io-

(1) Exemple de préparation coaltarisée, avec addition de glycérine et de craie.

Cérat simplé	100 grammes.
Glycérine.	10 grammes.
Craie lavée et séchée.	20 grammes.
Coaltar	2 à 10 grammes.

Exemple de préparation d'extrait alcoolisé de coaltar avec addition de craie et de glycérine

Cérat simple.	100 grammes.
Glycérine.	20 grammes.
Craie lavée et séchée	20 grammes.
Extrait alcoolique de coaltar. . .	10 grammes.

dure argentique, pour revenir ensuite au précipité d'eau blanche.

Les chlorure, brômure, et surtout le cyanure argentique naissants, ont été employés presqu'exclusivement contre l'*eczéma* des muqueuses, de la membrane pituitaire notamment; quelquefois, ils ont été mis en réquisition, contre l'*eczéma simplex* du scrotum et des oreilles, qui avait résisté à l'iodure argentique, ainsi qu'au précipité d'eau blanche.

L'iodure plombique doit être réservé pour l'*eczéma lichénoïde*, formant une matière crustacée très-dure.

L'iodure mercurique doit être employé dans les *eczémas* qui paraissent d'origine syphilitique ou qui ont été précédés par la syphilis.

Je mets en œuvre le calomel ioduré (calomel et iodure potassique) et quelquefois l'iodure mercureux naissant, préparé avec le nitrate mercureux et l'iodure potassique, avec d'autres moyens, contre l'*eczéma capitis*, rarement dépourvu de la présence du *tricophyton*, en plus ou moins grande abondance. Parmi les principaux moyens ajoutés, je citerai le phénol et le phénate sodique.

Le sulfocyanure ferrique et le tannin, l'un et l'autre dissous dans l'alcool à 96°, doivent être employés en badigeonnage, dans des cas exceptionnels, lorsqu'il y a atonicité générale et, quelquefois, lorsque l'*eczéma* coïncide avec la *scrofulose*.

Dans certains cas, on a beaucoup diminué ou on a aboli le prurit, par un badigeonnage avec le phénol et surtout avec le phénate sodique.

Le traitement général ne diffère en rien de celui qui a été indiqué pour les affections cutanées, envisagées dans leur ensemble. Mais il faut remarquer que les laxatifs ou purgatifs légers peuvent être ordonnés plusieurs fois, pendant le cours du traitement des *eczémas*.

Quant aux cataplasmes, il convient presque toujours de ne les appliquer qu'une fois ou deux et deux ou trois bains d'amidon suffisent dans le cours du traitement.

Tels sont les traitements locaux et généraux de l'eczéma. Le traitement local varie plus ou moins, suivant la nature, la forme, la situation de cette affection cutanée; mais il faut toujours commencer par des préparations coaltarisées ; les badigeonnages que l'on emploie ensuite sont seuls variables, suivant les cas ; ils sont pratiqués avec des substances métalliques, du phénate sodique, du tannin, *etc*.

Ces traitements ont donné les meilleurs résultats : très-peu de malades, sur deux cent quatre-vingts, n'ont pas été radicalement guéris ; et cependant un des sujets était atteint depuis trente-cinq ans ; beaucoup d'autres depuis une époque qui variait d'un à trente ans.

Comme on s'est borné, dans tous les cas, au traitement local, cela prouve péremptoirement que l'affection cutanée, désignée sous le nom d'*eczéma*, comme du reste la plupart des autres affections cutanées, est toute locale et ne dépend pas d'une *diathèse* (1).

III

Observations.

Voici quelques observations typiques qui témoignent de l'efficacité de cette méthode de traitement.

Observation I. — *Eczéma simplex* généralisé (bras, jambes, épaules, poitrine, fesses et tête.

5 février 1850. M... (Charles)... âgé de deux ans, de Tours.

Traitement. Pommade à l'extrait alcoolique de coaltar, sauf sur la tête, qu'on recommande de raser.

10 février. Grande amélioration, suintement moins abondant ; eczéma sensiblement pâli.

(1) On a quelquefois employé du taffetas d'Angleterre sur des parties limitées de l'eczéma; ce moyen me paraît plus facile à employer que la toile de caoutchouc vulcanisé, mis en usage à l'hôpital Saint-Louis.

Pommade à l'extrait alcoolique de coaltar, sur la tête et les autres parties atteintes; cataplasme de mie de pain, trempée dans l'eau tiède, sur la tête.

17 février. Suintement bien moins abondant; moins de matière crustacée.

Pommade à l'extrait alcoolique de coaltar, sur diverses parties atteintes, excepté la tête. Sur la tête, où la matière crustacée est en grande partie disparue, pommade noire au coaltar ; cataplasme de mie de pain.

27 février. Va très-bien; tout est presque sec. Pommade noire au coaltar.

2 mars. Sur la poitrine, à peine de suintement; la tête est presque guérie. — Même traitement.

9 mars. Même état, même traitement local. — Traitement général : huile de foie de morue, vin de gentiane.

16 mars. Poitrine guérie; matière crustacée aux bras. (Photographie). — Pommade noire au coaltar; cataplasme de mie de pain, sur la tête.

23 mars. L'amélioration se soutient; pommade noire au coaltar.

31 mars. Même état; un peu de matière crustacée sur les bras. — Pommade noire au coaltar.

6 avril. — Guérison.

On fait de nouveau représenter l'enfant par la photographie, mais seulement les deux bras, qui, bien que guéris, montrent de nombreux points rouges, picquetés, ce qui, nous l'avons dit, est essentiel pour comprendre la pathogénie de l'eczéma.

Guéri par dix applications.

Observation II. — Eczéma variqueux de la jambe et du pied. 1860. M. V..., menuisier à Tours, âgé de 60 ans. *Eczéma variqueux* de la jambe et du pied gauche, depuis trente-cinq ans. (Photographie).

Traitement. — Cataplasme de mie de pain pour enlever la matière crustacée, à plusieurs reprises. Tous les jours, pommade noire au coaltar ; iodure argentique, en application locale.

Guéri, en moins de deux mois.

Cet eczéma est un type. J'ai traité soixante-dix-huit eczémas variqueux, en alternant souvent le précipité d'eau blanche et l'iodure argentique naissant ou récemment préparé ; mais toujours, en faisant précéder ces badigeonnages de l'application de la pommade ou du cérat coaltarisé, joint à la glycérine et à la craie lavée et séchée ; j'ai toujours guéri et cela en me servant, par conséquent, de médicamments essentiellement obturateurs, sans l'intervention d'aucun traitement interne. On avait soin d'envelopper la jambe avec du papier Joseph, en guise de compresse et y joignant une bande de flanelle roulée.

Observation III. — *Eczéma fendillé* des mains, causé par l'encre d'imprimerie, existant depuis 19 ans. (Photographie).

Traitement. — Pendant huit jours, tous les jours : pommade noire au coaltar et iodure argentique.

Guéri en huit jours et par huit applications.

Observation IV. — *Eczéma rubrum* vultûs, depuis neuf ans. (Photographies, avant et après le traitement).

1er février 1860. — D... (Louise), 45 ans, de Tours, couturière.

Elle a été traitée, sans succès, pendant deux mois, à l'hôpital St-Louis. Le traitement a consisté en huile de Cade, nitrate argentique, pommades alcalines, bains sulfureux, *etc.*

Traitement. — 2 février. — Pommade blanche à l'extrait alcoolique de coaltar.

10 février. — Amélioration sensible ; la couleur rouge est plus pâle ; les croûtes disséminées sont très minces ; même traitement.

25 février. — Couleur rouge devenue rose ; même traitement. Indépendamment de l'*eczéma rubrum* du visage, la malade a un *eczéma simplex,* fixé sur la tête et les oreilles, qu'on traite par la pommade noire au coaltar, et un cataplasme de mie de pain.

2 mars. — Amélioration considérable au visage, qui est toujours rosé ; la tête va mieux ; elle présente moins de matière crustacée. Au visage, pommade blanche à l'extrait alcoolique de coaltar ; sur la tête et les oreilles, pommade noire au coaltar ; cataplasme de mie de pain.

16 mars. — Grande amélioration ; le masque du visage a presque complétement disparu ; la tête va très bien ; l'*eczéma* persiste aux oreilles. Même traitement.

23 mars. — Tête à peu près guérie. Légère recrudescence au front et au visage, dans les parties avoisinant les oreilles. Au visage et aux oreilles, pommade blanche à l'extrait alcoolique de coaltar ; sur la tête, pommade au coaltar.

6 avril. — Tête guérie ; visage et oreilles à peu près guéris. Sur le tout, pommade blanche à l'extrait alcoolique de coaltar.

20 avril. — Guérie, en un mois et demi, et par huit applications.

Observation V. — Eczéma rubrum vultûs.

10 juillet 1865. — M. M..., de Paris, 27 ans, commis-voyageur.

Eczéma rubrum occupant la moitié du visage, les paupières comprises, depuis plusieurs années.

Consultation et prescription de Bazin :

« Eczéma de la paupière (Hérédité). » Infusion de pensées sauvages ; cuillerée à bouche du sirop ci-dessous :

Sirop de saponaire, cinq cents grammes et dix grammes de

carbonate de soude. Couper le vin aux repas avec de l'eau de Vichy (source Lardy). Tous les matins, un verre d'eau de Pullna. Lotionner trois fois par jour les parties atteintes, avec une éponge trempée dans la solution ci-après :

Borax,	10 centigrammes.
Glycérine anglaise,	40 grammes.
Eau distillée,	30 grammes.

« Chaque semaine, deux bains de son, avec 60 grammes de carbonate de soude.

« Régime doux, ni vin, ni café pur. »

18 janvier 1865. BAZIN.

Suivi jusqu'au 10 juillet 1865, ce traitement n'a produit aucun effet avantageux.

Du 10 au 14 juillet 1865, c'est-à-dire pendant cinq jours, j'ai traité le malade et j'ai été plus heureux.

D'abord, j'ai autorisé le régime habituel des hôtels, avec du vin mélangé d'eau et du café pur.

Mais ce qui a amené la guérison complète et définitive, c'est une couche légère de cérat glycériné, au coaltar et à la craie ; du précipité d'eau blanche et de l'iodure argentique, récemment préparé, en badigeonnage, après qu'on avait épongé le cérat coaltarisé avec du papier Joseph. Ces applications n'eurent lieu qu'une fois par jour, pendant cinq jours.

Le 24 septembre 1866, M. M... m'écrit : « M... qui avait un eczéma au front et que vous avez si bien guéri l'année dernière. »

Observation VI. — Eczéma simplex de la moitié du corps, et *teigne tonsurante eczémateuse.*

Eczéma au visage, aux oreilles, au cou, aux épaules, à la poitrine, au dos.

20 mars 1873. — Madame L... d'Azay-le-Rideau (Indre-et-Loire), âgée de 50 ans, atteinte depuis plusieurs années.

Traitement. — Cérat coaltarisé, avec glycérine et craie; iodure argentique naissant, précipité d'eau blanche, en applications locales.

25, 26, 27 mars. — Même traitement.

28 mars. — *Iodure argentique naissant.*

29 mars. — 1° *Sur le buste* : cérat coaltarisé, avec glycérine et craie. Iodure argentique naissant.

2° *Sur la tête.* — Calomel ioduré. (Calomel et iodure potassique).

30 et 31 mars. — 1° *Sur le buste* : Iodure argentique naissant. 2° Sur la *tête* : Iodure mercureux naissant (nitrate mercureux et iodure potassique).

1er avril. — 1° *Buste.* Cérat glycériné au coaltar et à la craie ; précipité d'eau blanche. 2 ° *Tête.* Iodure mercureux naissant.

2 avril. — Précipité d'eau blanche.

3 et 4 avril. — Cérat glycériné, au coaltar et à la craie.

5 avril. — 1° *Buste.* Cérat glycériné au coaltar et à la craie. 2° *Oreilles,* même traitement et, en plus, iodure argentique. 3° *Tête.* Iodure mercureux.

8 avril. — Eczéma, aux trois quarts guéri ; paraît sensiblement affaibli. 1° *Buste.* Cérat glycériné, au coaltar et à la craie. Précipité d'eau blanche. 2° *Tête.* Phénate sodique.

7, 8, 9, 10, 11, 12 avril. — 1° *Buste.* Cérat glycériné au coaltar et à la craie ; iodure argentique. 2° *Tête.* Phénate sodique.

13 avril. — Même traitement, sauf qu'on remplace l'iodure argentique par le précipité d'eau blanche.

14 avril. — 1° *Buste* : iodure argentique ; 2° sur la *tête* : phénate sodique, iodure argentique.

15, 16, 17, 18, 19 avril. — 1° *Buste* : iodure argentique naissant. 2° *Tête* : Cérat glycériné, au coaltar et à la craie.

20 avril. — Presque plus de prurit, ni d'hyperémie ; peu de *furfur* (pityriasis) à la tête.

Sur le tout, un peu de cérat glycériné, au coaltar et à la craie. De plus, sur le *buste* : iodure argentique.

21, 22, 23, 24 avril. — Même traitement.

25 avril. — Même traitement avec addition d'un peu de précipité d'eau blanche.

26 avril. — 1° *Buste*. Précipité d'eau blanche 2° *Tête* : Cérat glycériné, au coaltar et à la craie.

22 avril. — 1° *Buste* : iodure argentique naissant. 2° *Tête* : Cérat glycériné, avec coaltar et craie.

28, 29, 30 avril. — 1, 2, 3, 4, 5, 6 mai. Sur le tout : iodure argentique.

Guérie en un mois et demi.

Observation VII. — *Eczéma rubrum* généralisé et gangrène sénile du mollet droit, de dix centimètres de diamètre ; la gangrène, étant arrondie.

6 janvier 1877. Madame de F..., au château de la Roche, près Château-la-Vallière (Indre-et-Loire), âgée de 74 ans.

Eczéma rubrum sur les bras, la poitrine, le dos, l'abdomen, les cuisses, les jambes.

Traitement. Précipité d'eau blanche, iodure argentique. — Biscuit purgatif à la scammonée, en deux fois. — Supprimez le thé au déjeuner et le cidre.

7 janvier. A éprouvé du prurit au dos et au bras droit. — On l'a calmée, avec le phénol au centième et du précipité d'eau blanche.

8 et 9 janvier. — Continuation de l'application du précipité d'eau blanche.

10 janvier. — Précipité d'eau blanche, sur toutes les parties affectées. — Sur les bras et les jambes un peu de cérat glycériné, au coaltar et à la craie.

11 janvier. — Sur l'eczéma, précipité d'eau blanche. Pansement de la gangrène avec le cérat glycériné, additionné de craie, et l'on continue ainsi jusqu'au 18 janvier.

A bien dormi jusqu'à deux heures du matin ; alors prurit : une cuillerée de sirop de chloral à 4 0/0 rétablit le sommeil.

12 janvier. — Un peu de cérat glycériné, avec coaltar et craie ; précipité d'eau blanche.

13, 14, 15, 16, 17 janvier. — Va bien ; toute trace d'hyperémie a disparu. Cérat glycériné, avec coaltar et craie ; précipité d'eau blanche.

18 janvier. — 1° Sur ce qui reste de l'eczéma : cérat coaltarisé glycériné, additionné de craie. 2° Sur la partie grangrénée : lavage avec de l'eau phéniquée, un millième ; cérat glycériné, additionné de coaltar et craie ; iodure argentique.

20 janvier. — Même traitement.

21 janvier. — Sur les deux affections ; iodure argentique. Cérat 100 grammes ; coaltar 2 grammes ; glycérine 5 grammes ; craie 10 grammes. — Précipité d'eau blanche.

22, 23, 24, 25, 26 janvier. — Même traitement.

27 janvier. — 1° Trace d'*eczéma rubrum*, aux bras et au dos. Tannin iodé dissous dans l'alcool à 96°. Précipité d'eau blanche.

2° Gangrène. Tannin iodé dissous dans l'alcool à 96°, qui ne cause aucune souffrance : iodure argentique qui fait souffrir pendant plusieurs heures ; mais la douleur est calmée par un cataplasme de mie de pain, renouvelé à trois heures du matin. Cérat glycériné avec coaltar et craie. Biscuit purgatif à la scammonée.

28, 29, 30, 31 janvier. — 1, 2, 3, 4, 5 février. — Sur les deux affections. Précipité d'eau blanche. De plus, sur la gangrène : Cérat glycériné, avec coaltar et craie.

Guérie des deux affections en un mois.

Ces sept observations, prises parmi deux cent quatre-vingts, rassemblées depuis vingt-deux années, me semblent en nombre suffisant et convenablement choisies, pour démontrer l'efficacité de notre traitement qui réussit d'autant mieux qu'il est essentiellement local et lorsque, par exception, il devient général, c'est que le sujet a besoin d'être soumis aux reconstituants ; cela, je le répète, démontre surabondamment que l'*eczéma*, comme les autres affections cutanées est une affection purement locale, et nullement sous l'empire d'une *diathèse* quelconque.

IV. — CONCLUSIONS.

1° Les *eczémas* les plus nombreux, que j'ai traités depuis vingt ans, sont des *eczémas simplex*, dont dix-sept *généraux*, et les autres diversement situés et localisés, au nombre de 263, présentant toutes les variétés connues (45 *vultûs*, 18 *auriculaires*, 12 *capitis*, dix-neuf *manuale*, 14 *nasaux*, *neuf cervicaux*, *neuf du scrotum*, 7 du *menton*) ; 30 eczémas de *diverses natures*, *lichénoïde*, *scrofuleux*, *syphilitique*, etc ; 78 *eczémas variqueux* et 16 *eczémas rubrum*, en tout deux cent quatre-vingts eczémas, ce qui paraît un chiffre suffisant pour assurer avec certitude les bases du diagnostic et du traitement des variétés d'*eczéma*.

2° L'*eczéma*, pas plus que les affections cutanées désignées sous le nom de *dartres*, ne doit être attribué à un vice particulier de l'économie; il n'y a pas de diathèse dartreuse et par conséquent eczémateuse. L'*eczéma* est une affection locale ou symptomatique de maladies diverses qui affecte spécialement la peau ou diverses muqueuses.

3° Les bases du traitement local varient selon la nature de l'*eczéma* et quelquefois suivant le lieu d'élection. Il est *obturater*, *substitutif*, et *antiseptique*. Il repose principalement sur l'emploi du coaltar ou de plusieurs substances, qu'on en extrait par l'alcool à 96°, etc., associées au cérat simple, à la glycérine et à la craie. Dans quelques cas on remplace le cérat simple par de l'huile d'olive pure ou mélangée d'huile siccative, par l'axonge ou la moelle de bœuf, etc. En un mot, on peut faire varier le corps gras, suivant les circonstances ; mais dans tous les cas, avec le corps gras, on emploie le *coaltar* ou les extraits alcooliques de cette substance; parfois, les produits distillés qu'on en retire. Presque toujours la craie lavée et séchée et la glycérine entrent dans la confection du topique. Après avoir étendu la préparation coaltarisée, à l'aide d'un pinceau, on enlève l'excès, en l'épongeant avec du papier Joseph.

4° Cela fait, dans l'*eczéma simplex* limité, on badigeonne avec de l'iodure argentique naissant ou récemment préparé ; d'autres fois, avec du précipité d'eau blanche, ou en même temps avec du précipité d'eau blanche et avec de l'iodure argentique récemment préparé.

5° Dans le cas où l'*eczéma simplex* est ancien ou généralisé, on joint à ces moyens quelques laxatifs ou purgatifs.

6° Lorsque l'*eczéma rubrum* est fixé au visage nous avons eu recours avec succès aux ventouses scarifiées, en petit nombre, suivies de l'application de l'iodure argentique récemment préparé.

7° L'*eczéma fendillé* des mains est traité par les préparations coaltarisées, l'iodure argentique ou le précipité d'eau blanche, en ayant soin de recouvrir les parties affectées, d'un bandage approprié.

8° Lorsque l'*eczéma* est purement variqueux ou lorsque l'*eczéma rubrum* est généralisé, on emploie avec succès le précipité d'eau blanche. Lorsque, malgré le précipité d'eau blanche, l'hyperémie se manifeste d'une manière marquée, on a recours pendant quelques jours à l'iodure argentique, pour en revenir ensuite au précipité d'eau blanche.

9° Les chlorure, brômure, et surtout le cyanure argentique, à l'état naissant, ont été employés presqu'exclusivement, contre l'*eczéma* des muqueuses notamment de la membrane pituitaire. Quelquefois, ils ont été utilisés contre l'*eczéma simplex* du scrotum ou des oreilles qui a résisté aux préparations coaltarisées en petite quantité, à l'iodure argentique et au précipité d'eau blanche.

10° L'iodure plombique doit être surtout utilisé contre l'*eczéma lichénoïde* formant de la matière crustacée très dure.

11° L'iodure mercurique doit être employé dans les *eczémas* d'origine syphilitique ou qui ont été précédés par la syphilis.

12° On emploie le calomel ioduré (calomel et iodure potassique), associé à d'autres moyens, contre l'*eczéma tricophytique* de la tête. Lorsqu'il se transforme en *pityriasis*, les meilleurs agents pour le combattre, sont la pommade à base d'oxyde mercurique précipité (le soir) et le matin le lavage à l'alcool à 96°.

13° Le sulfocyanure ferrique et le tannin, l'un et l'autre dissous dans l'alcool à 96°, doivent être mis à profit, dans des cas exceptionnels, lorsqu'il y a atonicité générale et, quelquefois, lorsque l'*eczéma* coïncide avec la scrofulose.

14° On supprime à peu près les bains, sauf les bains d'amidon qu'on administre avec la plus grande discrétion. On n'emploie les cataplasmes que pour enlever la matière squameuse ou crustacée. Les cataplasmes de mie de pain, trempés dans de l'eau tiède, non bouillie, sont les meilleurs.

15° Dans l'*eczéma simplex* on a quelquefois recours, mais très rarement aux ventouses scarifiées, tout à fait superficielles.

16° *Traitement général.* Il ne diffère en rien de celui qui a été indiqué pour les affections cutanées, envisagées dans leur ensemble. Mais, il faut remarquer que les laxatifs ou purgatifs légers peuvent être ordonnés plusieurs fois, pendant le cours du traitement des *eczémas*.

17° Comme on se borne ordinairement au traitement local qui a été presque toujours suivi de la guérison ; que les récidives ont été peu nombreuses et ont cédé rapidement, cela prouve péremptoirement que l'affection cutanée, désignée sous la dénomination d'*eczéma*, comme du reste la plupart des autres affections cutanées, est toute locale et ne dépend pas d'une *diathèse*(1).

---

(1) « Dans l'eczéma, les canaux et les réseaux des vaisseaux lymphatiques sont élargis, allongés et épaissis. Sur les coupes, les capillaires lymphatiques restent béants. Ils sont étalés en forme d'ampoules et forment de nombreuses sinuosités. » (Neumann Lymphgefa, 1876). M. Neumann appuie donc beaucoup l'observation que j'ai faite il y a plus de vingt ans (recueil de la Société médicale d'Indre-et-Loire, 1860), qu'il y a une lymphangite capillaire superficielle dans l'eczéma.

Dans une thèse pour le doctorat en médecine, récemment soutenue à la Faculté de médecine de Paris par le docteur Mock (février 1880), ce docteur rapporte les résultats d'un assez grand nombre d'examens microscopiques, qu'il a fait, concernant les eczémas aigu et chronique. Il se rallie à l'opinion de M. Besiadecki qui place le siége principal de la maladie dans le corps papillaire. Que les altérations produites par l'eczéma s'étendent aux papilles, comme aux cellules de la couche muqueuse, etc., cela ne fait pas de doute, mais ne prouve rien pour le mécanisme de la génération de l'affection. M. Mook veut que dans l'eczéma aigu la mort des cellules de la couche de Malpighi qui sont devenues hydropiques forme des vésicules ; ce n'est pas là le mécanisme de la formation de celles-ci qui est due à la sérosité lymphatique, gonflant partiellement les cellules épidermiques. Ch. B.

CHAPITRE TROISIÈME.

PITYRIASIS.

PITYRIASIS.

La dénomination du *Pityriasis* (1) a été empruntée au grec πίτυρον qui se traduit exactement par *son de blé*, à cause de la ressemblance du produit épidermique morbide très tenu avec le son de blé.

Le *Pityriasis*, qui se produit avec ou sans changement de couleur à la peau, est ordinairement une affection limitée, nullement ou peu inflammatoire, accompagnée ou non de prurit ou démangeaisons à la peau et se distinguant par des squames légères, furfuracées, *sèches*.

Les auteurs reconnaissent quatre espèces principales de *Pityriasis* ; ils les ont dénommées de la manière suivante : *Pityriasis alba*, *rubra*, *versicolor*, *nigra*, suivant les changements de couleur de la peau atteinte de cette affection.

Pityriasis alba. Il commence, le plus souvent, par une sécheresse de la peau qui devient plus raide et perd de son onctuosité, mais qui garde sa couleur et sa température ordinaires. Les parties affectées se recouvrent de petites élevures épidermiques qui ressemblent à des *grains papuleux*. Dans ce cas elles produisent un prurit ou démangeaison très prononcée, qui excite le malade à se gratter ; les pellicules détachées ainsi se reproduisent rapidement et la *furfuration* devient continue.

L'affection cutanée appelée par Alibert *Teigne amiantacée* n'est qu'une variété de *Pityriasis* dont j'ai observé plusieurs exemples et qui fait tomber facilement les cheveux.

Le *Pityriasis alba* est très commun au visage et au front, chez les enfants ; on lui donne vulgairement, dans ce cas, la dénomination de *dartre farineuse*. Il affecte diverses parties du corps chez l'adulte ; mais alors il se fixe presque toujours au cuir chevelu et, bien que superficiel, il est très tenace et peut durer de longues années, lorsqu'il n'est pas traité convenablement.

(1) Malades traités 76. — Observations 10.

Le *Pityriasis capitis alba* peut ne pas atteindre les cheveux ; mais le plus fréquemment il en détermine la chute, ce qui arrive surtout dans les pays humides toute l'année, ou seulement une partie de l'année. Il peut atteindre d'autres poils que les cheveux, les sourcils notamment qui tombent sous son influence. Quant à la barbe qui produit le même phénomène, il doit être attribué le plus souvent à la présence du *Psoriasis*, qui, au début surtout, peut être facilement confondu avec le *Pityriasis*.

Lorsqu'un suintement séreux qui réunit les cheveux se manifeste, il n'en faut pas douter, le *Pityriasis* est passé à l'état d'*Eczéma* ; ce fait est constamment le résultat de l'extension de l'affection au-delà de l'épiderme.

Dans les pays humides, le *Pityriasis capitis alba* présente habituellement plus ou moins de pores de *Microsporon*, parmi les squames furfuracées qui le caractérisent ; mais ces pores ne sont, en général, pas en assez grand nombre pour constituer la *Teigne pelade* proprement dite ; néanmoins celle-ci peut avoir pour origine un simple *Pityriasis capitis alba*, développé par quelques pores de *Microsporon* implantés sur le cuir chevelu.

Le *Pityriasis rubra*. Il est assez rare ; il apparait par toutes les régions du corps et détermine souvent du malaise, de l'inappétence et un mouvement fébrile.

Il est caractérisé par un prurit très prononcé, suivi de l'apparition de taches rosées et légèrement saillantes, qui s'unissent et se recouvrent de lamelles plus ou moins étendues.

La reproduction de ces lamelles se fait très rapidement ; au dessous d'elles on aperçoit la peau rouge et lisse, quelquefois sèche et rugueuse.

Dans ce cas, le *Pityriasis* prend l'aspect du *Psoriasis* ; il n'en peut être distingué que difficilement et de même que le *Pityriasis alba capitis* peut passer à l'*Eczéma*, on peut admettre sans crainte de se tromper, que le *Pityriasis rubra* peut se transformer en *Psoriasis*.

Le *Pityriasis versicolor*. C'est Willan qui a le premier donné cette double dénomination à cette variété de pityriasis, à cause des nuances que la peau prend dans le cours de cette affection.

Le *Pityriasis versicolor* montre d'abord une ou plusieurs taches jaunâtres ou brunâtres, en saillie sur la peau, tantôt restreintes et arrondies, tantôt très étendues et irrégulières ; ces taches peuvent envahir tout le corps. Elles provoquent une desquamation très légère et continuelle ; elles tombent facilement en poussière (*furfur*).

Cette variété est sujette à de fréquentes récidives, ce qui suffit pour mettre en doute l'opinion de Bazin qui l'attribue et la caractérise, par la production d'un cryptogame, le *Microsporon furfur* distingué par des spores assez développées, contenues dans des ramifications, en partie vides. Comment aurait lieu le semis répété fréquemment de ce microsporon ? Qu'il soit très souvent en compagnie du *Pityriasis versicolor*, cela n'est pas douteux ; mais qu'il provoque constamment cette affection, on peut aisément soutenir le contraire en présence des faits constatés. De plus cette affection ne paraît pas contagieuse.

Le *Pityriasis nigra*, n'est pas une variété spéciale ; c'est un cas particulier du *Pityriasis versicolor* ; il présente comme les variétés précédentes une desquamation *furfuracée*, qui, au lieu d'être blanche, jaune, ou de couleur variée, présente une couleur brune plus ou moins foncée ; la coloration brune ou noire est due d'après Biett à la couche sous-épidermique.

D'après Bazin, le *Pityriasis nigra* comme le *Pityriasis versicolor* est une affection parasitaire ; nous croyons devoir faire, à ce sujet, les mêmes observations que pour le *Pityriasis versicolor*, à savoir que la présence du parasite, si fréquente qu'elle soit, est une exception.

Siége anatomique. On voit les desquamations *pityriasiques* ou *furfuracées* avoir pour origine d'anciens *Eczémas* ou *Psoriasis* ; d'un autre côté, comme nous l'avons dit, le *Pityriasis* ancien peut se transformer en *Eczéma* ou en *Psoriasis*. Bien plus, comme j'en ai observé plusieurs exemples, le *Pityriasis* peut coïncider chez le même individu, avec l'*Eczéma*, ou encore à la fois avec l'*Eczéma* et le *Psoriasis*, et parfois le *Lichen*, ce qui établit une véritable parenté, entre ces quatre affections, que nous désignons d'une manière générale, à l'exemple de M. Hardy, sous le nom de *Dartres* et dont trois montrent des papules originelles : le *Pityriasis*, le *Psoriasis* et le *Lichen*. Néanmoins, peut-on attribuer, comme le fait M. Félix Rochard, l'*Eczéma*, le *Pityriasis* et le *Psoriasis* à l'injection active des capillaires sanguins ? non, sans doute, qu'il y ait plus ou moins d'inflammation, d'hypérémie, dans ces trois affections et même dans le *Lichen*, cela est incontestable ; mais entre cette inflammation, cette hypérémie et la cause efficiente de l'affection cutanée, il y a une si grande distance, qu'on peut la regarder comme incommensurable.

Ce qui se montre dans l'*Eczéma*, comme point de départ, c'est l'inflammation des pores, de la sueur et par suite une lymphangite capillaire superficielle ; ce qui se montre dans le *Pityriasis*, c'est la production d'une sécrétion anormale de matière épidermique, comme l'a reconnu M. Chaussit. Quant au *Psoriasis* et au *Lichen*, bien qu'ils puissent se transformer l'un dans l'autre et aussi en *Eczéma* ou en *Pityriasis*, on ignore absolument quel est leur siége, avant ces transformations.

Pour nous résumer : nous dirons donc que le siége de l'*Eczéma* et du *Pityriasis* sont à peu près commun ; mais qu'il n'en est pas de même du *Psoriasis* et du *Lichen ;* leur point de départ, malgré de nombreux travaux nosographiques, nous semble encore mystérieux.

Etiologie. Ce qu'il y a de bien singulier, dans l'étiologie du *Pityriasis*, surtout celui qui se fixe à la tête ou *Pityriasis capitis*, c'est que cette affection, de nature essentiellement sèche, apparaisse surtout dans les lieux humides. On la voit aussi se montrer dans la convalescence de plusieurs maladies, provoquée alors par un état de faiblesse qui en est la suite. C'est aussi à un état de faiblesse qu'il faut rapporter la *dartre farineuse* (*pityriasis alba*) chez les enfants ; elle se montre d'habitude au visage ou au front. Des excès de table, des émotions morales, des veilles prolongées, etc., ont été aussi signalées, comme causes prédisposantes du *Pityriasis*.

N'oublions pas, comme il a été dit, que l'*Eczéma*, le *Psoriasis*, le *Lichen* ancien peuvent se transformer en *Pityriasis*.

Rappelons que dans les lieux humides le *Pityriasis* est assez souvent accompagné par des spores de microsporon qui viennent parfois s'implanter sur le cuir chevelu des personnes qui ne se lavent pas journellement la tête, avec de l'alcool à 96°, comme je l'ai établi il y a longues années.

A propos du *Microsporon*, c'est bien le *Microsporon Andouini*, de Gruby, quoi qu'en dise M. Malassez, c'est celui qui est la cause de la teigne pelade. Il est constitué uniquement par des spores sphérique ou un peu ovoïdes, sans mycélium. M. Malassez (1) qui n'a observé qu'un petit nombre de cas, où le *Pityriasis capitis* était accompagné de *Microsporon*, reconnaît « que le champignon n'était pas toujours le plus abondant, là où le *Pityriasis* était le plus intense. » Puis il a constaté « qu'un assez grand nombre de cellules épithéliales présentant l'altération vésiculeuse de leurs noyaux, altération décrite par M. Ranvier et qui, d'après ce physiologiste, serait la cause habituelle des desquamations épidermiques. » M. Malassez fait suivre ces considérations de la conclusion suivante : « Le champignon n'est donc pas tout dans l'étiologie du *Pityriasis*, il faut encore tenir compte d'autres facteurs » (2).

M. Malassez aurait dû conclure que le mycoderme ou champignon n'était pas nécessaire au développement du *Pityriasis*, puisque cela ressort nettement de ses propres observations.

(1) Malassez. — Laboratoire d'histologie du Collège de France. Travaux de l'année 1874. Note sur le champignon du Pityriasis simple, p. 171.

(2) Ibid., p. 180.

Dans beaucoup de cas, que j'ai observés, j'ai constaté l'absence du mycoderme, et dans les autres, il n'existait qu'en petit nombre. Le *Microsporon* ne saurait donc être regardé comme cause du *Pityriasis*. L'alopécie prématurée est causée le plus souvent par le *Pityriasis* du cuir chevelu.

On a attribué la calvitie précoce à l'usage régulier des ablutions aqueuses sur la tête, qu'on a regardées comme un des principaux facteurs de cette calvitie (1).

Mes observations détaillées sur le *Pityriasis capitis*, qui embrassent soixante-quatorze cas, me permettent non-seulement de révoquer en doute cette vue hasardée, mais encore d'émettre des propositions contraires. Ces propositions sont corroborées par une observation générale, faite à Tours. Je n'ai pas trouvé un seul habitant de cette ville humide, pendant quatre à cinq mois de l'année, exempt de pityriasis, et j'ai constaté que lorsque ce pityriasis n'est pas traité convenablement, la calvitie apparaît plus ou moins à un âge peu avancé.

De plus, j'ai reconnu que chez les habitants de Tours, le *Pityriasis capitis* était assez souvent, mais non toujours, accompagné de spores plus ou moins abondantes de microsporon.

Les ablutions aqueuses sont accusées à tort de donner lieu avec des lamelles épidermiques ou la matière sébacée des cheveux, d'être la cause de la calvitie prématurée. Elles ne donnent lieu qu'à une émulsion très peu chargée ; par conséquent, si cette émulsion dépose une huile en se concrétant, cette huile est en trop petite quantité pour obstruer les follicules piteux et amener leur distension puis leur atrophie.

(1) M. Ellinger. Archives de Virchow, et *Courrier médical*, 28 février 1880.

II. — Traitement du Pityriasis.

I. *Pityriasis capitis* (alba).

Ce n'est pas un nettoyage mécanique qui peut empêcher le *Pityriasis capitis* de s'étendre et d'envahir tout ou la plus grande partie du cuir chevelu. J'ai trouvé un remède puissant et presque infaillible qui est à la fois prophylactique et curatif de la calvitie, presque toujours occasionnée, ainsi que je l'ai dit, par le *Pityriasis capitis*. Ce remède, ce moyen prophylactique, c'est l'alcool à 96°, dont on doit se laver la tête et le visage tous les jours. J'ai ordonné un lavage à l'alcool à un grand nombre de personnes qui conservent leurs cheveux et je les emploie pour moi-même depuis un quart de siècle.

L'alcool à 96°, bien loin d'enlever les lamelles épidermiques, condense et raffermit celles qui étaient disposées à se séparer ; en même temps, il dissout la matière grasse et met à nu les pores de la peau ; de plus il est *antibiique* et détruit le *Microsporon*, lorsque celui-ci existe.

Dans les cas où le *Pityriasis capitis* résiste à ce puissant moyen, il suffit de frictionner la tête, avant de se coucher, avec gros comme un pois ou deux de la pommade suivante :

Oxyde mercurique précipité :	1 gram. 50 à 2 gram.
Moelle de bœuf :	100 gram.

Puis le matin on se lavera la tête avec de l'alcool à 96°. Par la mise en pratique de ce double moyen, le *Pityriasis capitis* sera bientôt guéri et par conséquent l'alopécie évitée (1).

Mais, même lorsque le *Pityriasis capitis* détermine peu d'alopécie, il se trouve quelques cas rebelles à l'action des moyens indiqués.

Quelquefois, mais très rarement, on est obligé pour obtenir la guérison d'avoir recours aux pommades au coaltar ou à l'extrait

(1) Ch. Brame. *Courrier médical*, 13 mars 1880.

alcoolique de cette substance ; ou bien et très peu souvent on doit se servir de lotions savonneuses, de glycérine, d'iodure mercurique, de calomel ioduré, d'iodure argentique.

II. *Pityriasis alba* situé sur diverses régions du corps.

Au cou, au visage, etc. Mouchetures ou ventouses scarifiées, alcool à 96°, iodure argentique, iodure bismuthique, sous-nitrate bismuthique, précipité d'eau blanche, cérat coaltarisé, glycériné avec craie ; calomel, mélangé de teinture d'iode, de manière à former du chlorure mercurique et de l'iodure mercureux, etc. (1).

III. *Pityriasis alba* (Dartre farineuse).

Lotions alcoolisées, suivies de l'application de poudre de riz : ou bien frictions avec une tranche de citron. Quelquefois, on fait usage de l'iodure argentique ou du précipité d'eau blanche.

IV. *Pityriasis rubra*. Iodure argentique naissant ou récemment préparé, précédé de scarifications. Quelques bains d'amidon ; boissons délayantes, telles que la limonade citrique, etc.

V. *Pityriasis versicolor* et *nigra*.

Lorsqu'il n'est pas accompagné de microsporon, le *Pityriasis versicolor* ou *nigra* doit être traité comme le *Pityriasis alba*, situé sur diverses régions du corps.

Quand on a reconnu la présence d'un mycoderme, il faut avoir recours aux lotions *antibiiques* ou *parasiticides*, avant d'employer tout autre moyen.

Les lotions plus ou moins concentrées de phénol ou de phénate sodique ; celles au chlorure mercurique, au calomel ioduré, etc., seront mises tout d'abord en usage.

Après quoi l'on aura recours aux divers moyens indiqués pour combattre le *Pityriasis alba*.

(1) Le traitement est variable, suivant le degré d'intensité de l'affection et aussi suivant les complications.

III. — **Observations.**

(a) *Pityriasis capitis.*

1. Mlle B. (Marie), de Tours, 5 ans, lymphatico-sanguine.

Pityriasis capitis, le 28 octobre, dérivé d'*Eczéma* le 11 novembre de l'année précédente.

Traitement. On fait couper les cheveux ras, on distingue ensuite mieux l'aspect amiantacé d'une partie de l'affection ; parmi les croûtes eczémateuses, on reconnait également la présence du microsporon.

Huile de ricin 20 grammes. Vin de gentiane.

Pommade au coaltar.

Le lendemain, on ordonna un cataplasme de mie de pain. La matière crustacée étant persistante, on applique de la pommade noire au coaltar.

Les croûtes, huit jours après, sont ramollies, mais non enlevées ; on ordonne de continuer les cataplasmes.

Le 11 novembre. L'*Eczéma* s'est transformé en *Pityriasis* qui donne beaucoup de squames furfuracées.

Le 22 novembre, les cheveux ayant été coupés ras, peu de squames furfuracées ; pommade au coaltar.

29 novembre. Guérie en cinq semaines.

2. M. C. de Neuillé-Pont-Pierre (Indre-et-Loire.) Tempérament lymphatico-sanguin. Date de l'invasion : deux mois ; cause prédisposante : habitation humide.

Pityriasis capitis microsporon.

Traitement. Iodure plombique, glycérine, avec iodure plombique, iodure mercurique, alcool à 96°.

Après ces applications le prurit a presque complétement disparu.

6 jours après, amélioration sensible; le *Pityriasis* n'est un peu développé qu'au *vertex* ; ailleurs, il y en a peu ; application pareille à la précédente.

Prescription. Lotion savonneuse et à l'alcool, 96°. Pommade d'oxyde mercurique précipité, deux centièmes.

Au bout de quatorze jours, grande amélioration ; peu de squames furfuracées très petites.

Traitement. Alcool à 96°, iodure plombique, iodure mercurique.

Prescription : lotions savonneuses et à l'alcool. Pommade d'oxyde mercurique, précipité, deux centièmes.

Guéri en 14 jours et trois applications.

3. M M... de Tours, marchand de grains.

Pityriasis capitis.

Alcool à 96°, pommade à l'oxyde mercurique, précipité.

Deux jours après, plus de démangeaison, on continue le même traitement.

Guéri en deux fois.

4. M. G... de Tours, cafetier, 32 ans.

Pityriasis capitis et *vultûs.*

Traitement. —Alcool à 96°, iodure argentique

Le lendemain même traitement.

Le surlendemain. *Visage* : alcool à 96°, iodure argentique.
Tête : calomel ioduré.

Quatre et cinq jours après le commencement du traitement : sur les deux parties atteintes, alcool à 96°, iodure mercureux.

Guéri en cinq fois.

Prescription pour soutenir la guérison : pommade à l'oxyde mercurique, précipité et alcool à 96°.

Pityriasis situé sur diverses parties du corps.

Melle D... de Tours, 4 ans; tempérament lymphatico-sanguin.

Pityriasis disséminé sur le visage, depuis trois semaines.

Traitement: iodure argentique, iodure bismuthique, sous-nitrate bismuthique.

Six jours après, amélioration sensible, il ne reste que peu de matière squameuse légère, au-dessous de l'œil gauche; la peau est rude, sur tout le visage; iodure bismuthique, sous-nitrate bismuthique.

13 jours après, il reste une matière crustacée de deux centimètres de longueur, sur un centimètre de largeur, au-dessous de l'œil gauche.

Calomel, puis teinture d'iode, de manière à former un mélange de chlorure mercurique et d'iode mercurique, qui provoque un peu d'inflammation et un léger gonflement; ces symptômes disparaissent par l'application d'iodure bismuthique et de sous-nitrate bismuthique.

17 jours après le commencement du traitement, guérie en trois fois.

6. M. G... de Tours.

Pityriasis vultûs, accompagné d'*Eczéma lichénoïde*.

Traitement. Cérat glycériné, avec coaltar et craie : iodure argentique pendant trois jours.

Le quatrième jour, plus de matière crustacée au front, peu d'hypérémie autour des lèvres : *Pityriasis*. — *Front* : iodure argentique. *Autour des lèvres*, glycérine, phénate sodique.

Pendant quinze jours, on fait quatre applications semblables, en y ajoutant de l'iodure argentique autour des lèvres.

Pendant quinze autres jours, on traite cinq fois le sujet ;

on emploie le même traitement, ou bien on revient au cérat coaltarisé, accompagné d'iodure argentique, d'iodure plombique ou de précipité d'eau blanche.

Au bout de ce temps, il survient un peu d'irritation, manifestée par de la rougeur au front et des pellicules furfuracées autour des lèvres.

Pendant cinq jours, on emploie du cérat coaltarisé, avec glycérine et craie, de l'iodure argentique et deux fois de l'iodure plombique ; après quoi il y a très peu d'hypérémie et peu de matière squameuse.

Pendant dix jours, ensuite, on emploie le cérat coaltarisé, glycériné, avec craie et l'iodure argentique.

Enfin on termine le traitement, en employant pendant quatre jours du phénate sodique et de l'iodure argentique.

Guéri en deux mois.

7. Mme B... de Port-de-Piles (Indre-et-Loire), 34 ans. Date de l'invasion : deux ans.

Pityriasis de la main gauche.

A employé du lavage à l'eau tiède et du cérat au goudron végétal, sans résultat.

Traitement. Cérat coaltarisé, glycériné avec craie. Iodure argentique, un peu de précipité d'eau blanche.

Le lendemain lavage à l'alcool à 96° ; cérat glycériné, coaltarisé, avec craie ; iodure argentique.

Le surlendemain, lavage à l'alcool à 96° ; cérat coaltarisé, glycériné avec craie, iodure argentique, un peu d'iodure mercurique.

Guérie en trois fois.

8. Mme P... 68 ans, de Selles-sur-Cher (Loir-et-Cher).

Pityriasis à la tempe gauche.

Traitement. Pendant huit jours, cérat coaltarisé, glycériné avec craie ; iodure argentique, ou sous-nitrate bismuthique.

Puis pendant sept jours, tantôt de l'alcool à 96°, du sous-nitrate bismuthique, ou de l'iodure argentique ; tantôt du cérat coaltarisé, glycériné avec craie et du précipité d'eau blanche, qu'on emploie exclusivement, les deux derniers jours.

Guérie en dix-huit jours.

9 M. H... peintre en bâtiments, de Tours, 48 ans.

Pityriasis vultûs.

Date de l'invasion : depuis quatre jours, immédiatement après s'être fait raser chez un barbier.

Traitement. Mouchetures, un peu de cérat coaltarisé, glycériné avec craie ; iodure argentique.

Le surlendemain : six mouchetures, iodure argentique, précipité d'eau blanche.

Guéri en deux fois.

10. M. V... de la Ville-aux-Dames (Indre-et-Loire), 22 ans, maréchal-ferrant.

Pityriasis au col, à l'oreille gauche et à la nuque, depuis vingt jours.

Traitement. Ventouses scarifiées ; iodure argentique

Deux jours après : très bien ; oreille gauche presque guérie. Ventouses scarifiées, iodure argentique, tannin dissous dans l'alcool à 96°.

Au bout de six jours : trois traces sous l'oreille gauche ; trace à la nuque, ventouses scarifiées, alcool à 96°, iodure argentique.

Guéri en trois fois.

IV. — **Conclusions :**

1° Le *Pityriasis* qui se reproduit, avec ou sans changement de couleur à la peau, est ordinairement une affection limitée, nullement ou peu inflammatoire, accompagnée ou non de démangeaisons, ou prurit à la peau et se distinguant par des squames légères, sèches, furfuracées.

2° On reconnait d'habitude quatre espèces principales de *Pityriasis* : *alba*, *rubra*, *versicolor* et *nigra*, suivant les changements de couleur de la peau atteinte de cette affection. Mais, comme l'a reconnu Bazin, les *Pityriasis versicolor* et *nigra*, ayant une origine parasitaire, leur traitement doit être avant tout, parasiticide.

3° Le *Pityriasis alba* commence, le plus souvent, par une sécheresse à la peau qui devient plus raide et perd de son onctuosité. Les parties affectées se recouvrent de petites élevures épidermiques qui ressemblent à des *grains papuleux*. Elles produisent une démangeaison ou prurit très prononcée qui excite le malade à se gratter ; les pellicules détachées ainsi se reproduisent rapidement et la furfuration devient continue.

4° Le *Pityriasis alba* est très commun au visage et au front chez les enfants ; dans ce cas, on lui donne vulgairement la dénomination de *Dartre farineuse*. Il affecte diverses parties du corps chez l'adulte, mais principalement le cuir chevelu. Il peut ne pas atteindre les cheveux ; mais le plus fréquemment il en détermine la chute, ce qui arrive surtout dans les pays humides.

5° Dans les pays humides, le *Pityriasis alba capitis* présente habituellement plus ou moins de spores de *Tricophyton tonsurant* ; mais ces spores ne sont pas, en général, en assez grand nombre, pour constituer la *Teigne pelade* ; cependant celle-ci a quelquefois pour origine un simple *Pityriasis alba*, provoqué par quelques spores de *Microsporon*, implantés sur le cuir chevelu.

6° Lorsqu'un suintement séreux qui réunit les cheveux se

manifeste, il n'en faut pas douter, le *Pityriasis* est passé à l'état d'*Eczéma*.

7° Le *Pityriasis rubra,* qui est assez rare, apparaît sur toutes les régions du corps. Il est caractérisé par un prurit très prononcé, suivi de l'apparition de taches rosées et légèrement saillantes qui s'unissent et se recouvrent de lamelles plus ou moins étendues. Quelquefois le *Pityriasis rubra* prend l'aspect du *Psoriasis* et ne saurait en être distingué.

8° On voit les desquamations pityriasiques ou furfuracées avoir pour origine d'anciens *Eczémas* ou *Psoriasis* : d'un autre côté, le *Pityriasis* ancien peut se transformer en *Eczéma* ou *Psoriasis*. Bien plus, comme j'en ai observé plusieurs exemples, le *Pityriasis* peut coïncider, chez le même individu, avec l'*Eczéma* et le *Psoriasis* et parfois le *Lichen*, ce qui établit une véritable parenté entre ces quatre affections (*Dartres*). Mais le point de départ du Pityriasis, ainsi que l'a reconnu M. Chauzit, c'est la production d'une sécrétion anormale de matière épidermique.

9° Ce qu'il y a de bien singulier dans l'étiologie du *Pityriasis*, surtout de celui qui se fixe à la tête, ou *Pityriasis capitis*, c'est que cette affection, de nature essentiellement sèche, apparaisse surtout, en dehors de toute autre cause, dans les lieux humides, toute l'année ou une partie de l'année ; ce qui porterait à croire que la présence du *Microsporon* n'est jamais étrangère à son apparition dans ce cas.

10° Le traitement du *Pityriasis capitis*, lorsqu'il est léger ou moyen, consiste surtout en lavages journaliers, avec l'alcool à 96° qui le fait ordinairement disparaître et s'oppose énergiquement à sa production. Mais souvent on est obligé d'y joindre une pommade composée de cent grammes de moëlle de bœuf et d'un gramme et demi ou deux grammes d'oxyde mercurique précipité.

Quelquefois, mais rarement, on est obligé d'avoir recours aux pommades ou au cérat coaltarisé ou à l'extrait alcoolique de coaltar. Moins souvent encore, on emploie des cataplasmes de mie de pain trempée ; en revanche, on emploie plus fréquemment la glycérine, l'iodure mercurique, le calomel ioduré, l'iodure argentique.

11° Lorsque le Pityriasis est situé ailleurs qu'au cuir chevelu, dans diverses régions du corps, le traitement varie, suivant le degré d'intensité de l'affection et aussi suivant les complications. Des mouchetures, des ventouses scarifiées, le cérat coaltarisé, glycériné avec craie; l'iodure argentique, l'iodure plombique, le sous-nitrate bismuthique, le précipité d'eau blanche, le phénate sodique, le tannin, dissous dans l'alcool à 96°, le calomel mélangé à la teinture d'iode, etc., pourront, avec beaucoup d'avantages, être mis à contribution.

12° Enfin, lorsqu'on a à traiter la *dartre farineuse* qui apparaît surtout au visage et au front des enfants, on a recours à des lotions alcoolisées, suivies de l'application de poudre de riz, ou bien à des frictions, avec une tranche de citron ; quelquefois on fait usage du précipité blanc ou de l'iodure argentique.

CHAPITRE QUATRIEME.

PSORIASIS.

PSORIASIS.

Considérations générales.

Le *Psoriasis* (1) est une affection cutanée, essentiellement squameuse, qui débute ordinairement par de petites élevures rouges, solides ; ces élevures sont presque toujours papuleuses et ont un diamètre d'un à deux millimètres. Les squames qui leur succèdent sont d'un blanc argenté, plus ou moins développées, acquièrent des dimensions qui varient d'abord entre quelques millimètres et deux centimètres, et prennent plusieurs formes de manière qu'on distingue : les *Psoriasis guttata*, *circinata*, *diffusa*, auxquels il faut ajouter, les *Psoriasis nummularia* et *inveterata*, etc.

Le *Psoriasis diffusa* peut envahir le corps tout entier, mais le plus souvent le *Psoriasis* a des lieux d'élection : ce sont les coudes et les genoux. Il est rare qu'il ne se montre pas dans ces régions, ce qui en facilite le diagnostic.

Diagnostic. On l'établit ordinairement sur trois faits :

1er *Fait.* Les squames sèches d'un brillant argentin sont, lorsqu'elles sont suffisamment développées, plus ou moins imbriquées ; les plus superficielles tombant et se renouvelant sans cesse, ces squames sont très adhérentes sur le point où elles sont attachées.

2e *Fait.* Une rougeur qui n'est pas franche, mais plutôt cuivrée, comme dans les *syphilides*, apparaît à la peau sous les squames.

3e *Fait.* La peau se montre épaissie, et cet épaississement s'accompagne souvent de sortes de gerçures, lorsque l'affection occupe des régions situées au niveau des articulations et en plusieurs autres endroits.

(1) Du grec : Ψωρα. Malades traités : 22. Observations : 9.

Cependant il est difficile, dans certains cas, de distinguer le *Psoriasis* du *Pityriasis*, de l'*Eczéma* et même du *Lichen*. Avant de rapporter le résultat de mes propres observations à cet égard, je crois devoir citer divers auteurs :

Voici d'abord ce que dit Baron : « Le *Pityriasis* présente une analogie assez grande avec le *Psoriasis*.

» Il est à remarquer que ce sont ordinairement les *Psoriasis* naissants qui affectent le plus d'analogie avec le *Pityriasis* et les *Eczémas* ; ce qui semble indiquer que le *Psoriasis* est dû à une altération d'un degré plus avancé, pour ainsi dire, que ces deux autres affections. Ce qui tend à le prouver, c'est que l'on voit quelquefois le *Psoriasis* suivre l'*Eczéma* et bien plus souvent l'*Eczéma* succéder au *Psoriasis* (1). »

Selon M. Hardy, « l'*Eczéma* ne pourrait être confondu avec le *Psoriasis* que dans certains cas particuliers, lorsqu'il est arrivé à la seconde période, à la période squameuse et qu'il a la forme *lichénoïde* ; mais d'abord les antécédents doivent éclairer le diagnostic... les squames ne sont jamais épaisses, blanches et adhérentes, comme dans le *Psoriasis*... la présence aux coudes et aux genoux sera une grande présomption en faveur du *Psoriasis* (2). »

Voici ce que dit à son tour M. Baudot : « Le diagnostic du *Psoriasis* et de l'*Eczéma* offre des difficultés, si l'affection siège exclusivement au cuir chevelu et dans la paume des mains. Au cuir chevelu, l'*Eczéma* a un suintement peu abondant ; la quantité de squames est beaucoup plus grande dans le *Psoriasis* que dans l'*Eczéma*. »

» Quant au *Psoriasis palmaire*, il se distingue de l'*Eczéma palmaire* par les caractères suivants : on constate alors l'existence de plaques circonscrites, séparées les unes des autres par

(1) Baron. Mémoire sur la localisation des maladies cutanées. *Gazette médicale*, 1846.

(2) Hardy. Leçons sur les maladies de la peau. 1860, page 112.

des intervalles de peau saine et recouvertes de squames blanches et argentées, tandis que l'*Eczéma* occupe toute la surface palmaire et présente des crevasses plus nombreuses et plus profondes (1). »

Ainsi, suivant certains auteurs, le *Psoriasis* n'est dû qu'à un degré plus avancé, pour ainsi dire, que l'*Eczéma* et le *Pityriasis*; suivant d'autres, les caractères particuliers des squames, épaisses, blanches et adhérentes et la présence de l'affection aux coudes et aux genoux, ne sont qu'une grande présomption en faveur du *Psoriasis*; d'autres distinguent l'*Eczéma* du *Psoriasis* à la quantité de squames plus abondante dans celui-ci, ou à la discontinuité des squames de couleur blanche, lorsqu'elles appartiennent au *Psoriasis* et cela suivant les régions.

Eh bien, je dis que l'observation m'a appris qu'il était impossible de distinguer certaines formes du *Pityriasis* et de l'*Eczéma*, d'avec le *Psoriasis*: c'est surtout le *Pityriasis rubra* et l'*Eczéma rubrum* qui présentent parfois une analogie telle, que, sans crainte de se tromper, on peut conclure à l'identité. Dans ces affections : même sécheresse, même couleur blanche des squames, même rougeur cuivrée de la peau, même épaississement de cet organe. L'*Eczéma* et le *Pityriasis* peuvent donc se transformer en *Psoriasis*.

Bien plus, j'ai observé, comme cela sera rappelé aux observations (2), un cas de *Psoriasis* à son début et révélant, pour ainsi dire, la nature de cette affection cutanée; un *pore* de la peau, rouge, élargi, à bords épaissis; autour du bord de la peau, je trouvais une sérosité blanchâtre squamique; autour de celle-ci, une auréole inflammatoire. D'où il semble qu'on peut conclure que le *Psoriasis* est un *Eczéma*, dans lequel la sérosité est peu abondante et s'épaissit beaucoup plus que dans l'*Eczéma*

(1) Baudot. Traité des affections de la peau, 1860, page 138, approuvé par M. Bazin.

(2) Voyez : observation n° XI.

ordinaire. En effet, l'*Eczéma* se développe surtout chez les sujets lymphatiques ; le *Psoriasis* ne se développe guère que chez les sujets sanguins.

D'un autre côté, le *Psoriasis* peut se terminer par un *Pityriasis* ; ou bien la superficie de ses squames peut être farineuse, furfuracée. Dans ces deux cas, on voit l'analogie qui existe entre l'une et l'autre affection.

Reste le *Lichen* dont il est parfois bien difficile de distinguer le *Psoriasis* à forme *nummulaire*, lorsque la première affection cutanée est circonscrite. On a invoqué ce caractère que les squames du *Lichen* sont moins blanches (mais elles peuvent être plus ou moins grises dans le *Psoriasis*), plus minces et non imbriquées ; mais des caractères opposés peuvent être présentés par le *Lichen nummulaire* ; et la présence aux genoux et au coude, sigalée comme caractéristique du *Psoriasis*, manque assez souvent pour que ce caractère ne soit pas déterminatif par son absence.

En résumé : le Psoriasis est ordinairement une affection cutanée bien définie, mais qui n'est pas sans analogie avec l'*Eczéma*, dans lequel elle peut se transformer quelquefois, de même que parfois l'*Eczéma* peut passer en *Pityriasis*. Le *Pityriasis rubra* peut également se transformer en *Psoriasis* ; et les squames du *Psoriasis*, lorsqu'elles sont farineuses, furfuracées, indiquent un passage du *psoriasis* au *Pityriasis* qui peut avoir lieu ; enfin le *Lichen*, surtout celui qui est nummulaire, peut être confondu avec le *psoriasis nummulaire*.

Variétés de Psoriasis suivant la forme.—Il en existe, comme nous l'avons dit plus haut, trois principales : *Psoriasis guttata*, *circinata*, et *diffusa*.

Le *Psoriasis guttata* montre des taches blanches arrondies, du diamètre d'un millimètre à deux centimètres ; ces taches ou plaques sont squameuses et ressemblent à des taches de bougie ; elles sont situées surtout au coude, ou au genou ; mais elles peuvent être placées dans d'autres régions : au dos, à l'abdomen, sur les membres ; quelquefois au visage. — Le *Psoriasis nummulaire* n'est que le *Psoriasis guttata*, dont les plaques sont plus développées.

Le *Psoriasis circinata*, en forme de cercle, dont le centre est à l'état normal, et qui présentent des squames blanches, à la circonférence ; tantôt les cercles sont réguliers et complets, tantôt ce sont des demi-cercles ou de moindres segments. J'ai pu observer des demi-cercles de *Psoriasis*, parmi les squames de la troisième variété ou *diffusa*, chez une femme atteinte de cette affection, depuis vingt-cinq ans. Le *Psoriasis circinata* ne paraît pas être différent de la *lèpre*.

Le *Psoriasis diffusa* apparait, sous forme de plaques très irrégulières, plus ou moins étendues ; elles ont une grande disposition à s'accroître et surtout à se multiplier ; de sorte que de larges surfaces du corps peuvent en être recouvertes et même le corps tout entier, comme j'en ai observé plusieurs exemples.

Du reste, l'étude spéciale des formes de *Psoriasis* est peu intéressante dans la pratique, les moyens de traitement ne variant pas.

Cependant lorsque le *Psoriasis* dure depuis très longtemps, on lui donne la dénomination de *Psoriasis inveterata* ; la peau est indurée, les gerçures, les fentes sont prolongées ; les squames sont très épaisses et très rudes ; lorsqu'en même temps il est généralisé, le *Psoriasis,* en cet état, influe beaucoup sur la santé générale du malade qui est bonne dans les autres cas de *Psoriasis*. Les malades perdent leurs forces ; il y a affaissement de toute l'économie ; des troubles sympathiques apparaissent dans les principales fonctions et la mort du malade peut s'en suivre. Le *Psoriasis inveterata* demande un traitement spécial.

Marche, terminaison. — La période d'acuité du *Psoriasis* est très courte ; il passe rapidement à un état essentiellement chronique ; il nous a été donné d'observer des *Psoriasis* qui dataient de vingt et vingt-cinq ans ; mais il peut se prolonger encore et durer toute la vie. Toutefois, nous ne partageons pas le pronostic fâcheux de M. Hardy et d'autres auteurs qui disent que les récidives sont fréquentes ; dans quelques cas, ils l'ont vu reparaître au bout de dix ans. « Jusqu'ici, dit M. Hardy, nous n'avons pas encore vu *un seul cas* de *Psoriasis* guérir complétement, c'est-à-dire sans récidive (1). » Notre traitement a donné de meilleurs résultats ; il est vrai qu'il n'a été appliqué qu'à vingt-deux malades. Outre les sept observations terminées par la guérison que nous rapportons, il y a encore eu six malades guéris. Nous avons échoué sur neuf malades ; c'est-à-dire que nous avons guéri plus de la moitié des malades soumis à notre traitement. — Des récidives nous n'en avons pas entendu parler.

Etiologie. — Les causes du *Psoriasis* sont prédisposantes et occasionnelles.

La cause prédisposante principale est dans le tempérament sanguin, ou tout au moins lymphatico-sanguin, avec prédominance du système sanguin. — Il est rare chez l'enfant et plus commun chez l'homme que chez la femme ; ce qui est d'accord avec la première remarque.

Nous rejetons l'idée d'hérédité directe relative à cette affection, comme à toutes les autres ; l'hérédité ne peut dans aucun cas être considérée que comme cause prédisposante ; l'hérédité donne des organes et des modifications d'organes semblables à ceux des parents ; de là, prédisposition, mais non pas cause prédisposante à une affection quelconque et moins aux affections cutanées qu'aux autres. Le *Psoriasis* n'est pas héréditaire, mais il peut affecter le père et le fils ou le petit-fils par la transmission et la similitude de l'organisation de la peau.

Les causes occasionnelles ou déterminantes du *Psoriasis* sont,

(1) Hardy. Leçons sur les maladies de la peau, 1860, p. 165.

autant qu'on peut les apprécier chez les personnes : un tempérament sanguin ou lymphatico-sanguin, avec prédominance du système sanguin ; l'abus des viandes salées ou du gibier, ou même de la viande de boucherie, des boissons alcooliques, du thé, etc. Les veilles trop prolongées, les émotions morales trop vives peuvent occasionner le *Psoriasis*.

Le café, signalé par divers auteurs comme provoquant le *Psoriasis*, est sans influence sur l'apparition de cette affection et peut être continué, sans inconvénient, pendant son traitement.

Traitement. — Nous avons employé des bains simples et du sel d'Epsom à 15 et 25 gram. sur deux malades; mais nous nous sommes aperçu que ces moyens étaient inutiles.

L'iodure argentique naissant ou récemment préparé, a quelquefois suffi ; mais le sulfocyanure ferrique et le tannin, dissous l'un et l'autre dans l'alcool à 96°, nous ont donné d'excellents résultats, même lorsque le *Psoriasis diffusa* était généralisé; nous y avons ajouté, dans certains cas, du cérat coaltarisé, glycériné avec de la craie; nous avons employé dans quelques autres cas l'iodure mercurique, l'iodure bismuthique, le glycérat d'amidon seul ou avec trois grammes de tannin, en applications générales; le précipité d'eau blanche, etc. Parfois, nous avons eu recours au sulfocyanure ferrique, suivi d'un badigeonnage au nitrate argentique.

Assez souvent, procédant en moyens, nous avons appliqué des ventouses scarifiées ou pratiqué directement des scarifications. Le *Psoriasis*, éclatant d'habitude sur des individus ayant un tempérament sanguin, on ne saurait nier que, dans ce cas il y ait pléthore et par cela même prédisposition à l'affection qui porte le nom de *Psoriasis*. Au moyen de ventouses scarifiées, ou bien de simples scarifications, voire même de mouchetures, on dégorge les capillaires, avoisinant l'affection cutanée et par cela même on facilite l'emploi des autres moyens mis à profit pour la combattre.

Depuis que cette idée m'est venue et que je l'ai réalisée, je n'ai eu qu'à me louer de l'emploi des ventouses scarifiées ou des scarifications, surtout lorsque l'affection cutanée se bornait à envahir les coudes et les genoux. Je n'ai eu qu'une occasion, de l'appliquer sur le *Psoriasis généralisé* et les résultats obtenus ne me permettent pas de douter que ce moyen rend alors également des services signalés.

Sous l'influence du traitement précédemment indiqué, on voit les squames de Psoriasis s'amoindrir ; les squames tombent peu à peu ; les plaques sous-jacentes s'affaissent ; la coloration de la peau diminue et disparaît dans la majeure partie des cas. Cependant on peut obtenir la disparition des squames et des plaques, sans que la coloration rouge de la peau diminue et elle reste permanente dans quelques cas.

On doit rejeter du traitement du Psoriasis les pommades à base de soufre, de goudron, de carbonates alcalins, d'acide arsénieux, d'arsénites et d'arséniates, et surtout les pommades à base de cantharides ou de cantharidine. J'en dirai autant des pommades à l'huile de Cade qui est très irritante.

Le traitement interne, sauf la petite bière aux repas, doit être absolument nul. Les préparations arsénicales prises à l'intérieur ne réussissent que dans un petit nombre de cas à faire disparaître définitivement l'affection cutanée. Il faut repousser comme très dangereuses les préparations cantharidées à l'intérieur, le copahu, qui déterminent des affections variées de l'estomac. Les purgatifs répétés ne sont d'aucun effet.

On doit rejeter aussi l'emploi des eaux minérales *intrà* et *extrà* dans le Psoriasis ; elles sont absolument inefficaces pour déterminer la guérison définitive ; souvent, sous leur influence, on peut obtenir une guérison simulée, mais l'affection ne tarde pas à se reproduire et même à s'aggraver. Lorsque la guérison a été obtenue par les moyens que nous avons indiqués, on peut avoir recours aux bains d'eau minérale sulfureuse ou même à des bains simples répétés; si l'affection ne reparait pas, c'est qu'elle est définitivement disparue. Les bains d'eau minérale arsénicale ou alcaline, de même que les eaux minérales arsénicales ou alcalines, prises en boisson, doivent être dans tous les cas rejetés.

Le docteur Jaritsch, collègue de M. Hebra, de Vienne (Autriche), se sert utilement, dit-il, de l'acide pyrogallique contre différentes affections cutanées et notamment contre le Psoriasis ; il a employé l'acide pyrogallique, en se fondant sur son analogie chimique avec l'acide chrysophanique, ce qui est une vue très hasardée ; les composés chimiques, possédant une constitution analogue, ont, pour la plupart, une activité thérapeutique bien différente ou même opposée.

« J'ai employé l'acide pyrogallique, dit le docteur Jaritsch, dans le traitement du Psoriasis; les effets de l'acide pyrogallique furent tels qu'ils m'engagèrent à continuer mes expériences. »

M. Jaritsch dit ensuite que la forme la plus heureuse, pour l'emploi de l'acide pyrogallique, est la pommade, au dixième.

« L'effet de l'acide pyrogallique sur les différentes plaques psoriasiques se manifeste par une couleur brune et une dépression de niveau ; en même temps l'hypérémie disparaît et il reste une surface croûteuse brune. Par suite d'un usage prolongé, la peau saine se colore aussi en brun, moins dans le visage et plus aux extrémités. »

La coloration brune peut durer trois semaines ; la guérison du Psoriasis s'opère dans l'espace d'une à trois semaines.

« Les récidives qui arrivent après le traitement de l'acide pyrogallique, comme après celui de tout autre agent, prolongent sa durée pendant un temps indéterminé.

» L'application de la pommade provoque une inflammation qui augmente l'effeuillement et produit des vésicules.

» Je suis forcé de remarquer que pendant plusieurs jours, par l'effet de la pommade, il y a eu des *douleurs très intenses* qui se manifestaient surtout au changement de pansement. »

D'après ce tableau, il est facile de voir que les moyens que j'emploie, qui, « lorsqu'ils déterminent la guérison du Psoriasis ne sont pas suivis de rechute », sont bien supérieurs à l'acide pyrogallique de M. Jaritsch.

Observations.

PREMIÈRE SÉRIE.

1. M. B... (Joseph), clairon au 39e de ligne ; 24 ans ; couché à l'hospice général de Tours, salle 9, n° 25.

De Dampierre (Loiret), jardinier, n'a jamais été malade.

Psoriasis diffusa et guttata.

A dix-sept ans, l'affection s'est montrée au coude droit ; à dix-huit ans, aux mains, pendant trois ans ; mais l'affection a disparu de ces organes ; aux genoux il y a eu des traces.

Actuellement au coude droit, squames de *Psoriasis*, longues de six centimètres, larges de trois. Sur le dos des mains, *Psoriasis guttata* ; sur les bras et les avant-bras, cette même forme disséminée et rare ; sur chacun des genoux, *Psoriasis* en plaques d'un centimètre et demi.

Traitement. — Sel d'Epsom, 25 grammes. — Bains tous les jours, pendant neuf jours.

Iodure argentique naissant, iodure argentique récemment préparé pendant dix jours.

Toute la matière squameuse s'est détachée ; traces à peine rosées.

Guéri en dix fois.

2. M. C... de Montaudon, canton de Châteaurenault (Indre-et-Loire), couché au n° 7 de la salle 10, à l'hospice général de Tours.

Psoriasis diffusa, absolument généralisé.

Début : il y a trois ans, le *Psoriasis* se borne à apparaître à chacun des deux genoux et aux malléoles. Actuellement, *Psoriasis* en squames d'un à deux millimètres, jusqu'à deux centimètres, disséminées aux jambes au nombre de vingt ; aux cous de pied, où elles forment des squames de quatre centimètres de longueur ; sur les mains, les squames sont en plaques très nombreuses et rapprochées, n'ayant que deux centimètres de longueur, au maximum. Le reste du corps est presque entièrement couvert de plaques de *Psoriasis*.

Traitement. — Sel d'Epsom, quinze grammes ; un bain simple. — Pendant sept jours, applications sur les mains et sur les jambes de pommade à l'extrait alcoolique de coaltar. Toute la matière squameuse des parties traitées s'est détachée ; il ne reste à sa place qu'une peau rouge, peu enflammée, accompagnée d'un peu de prurit qui disparaît par l'application de la pommade.

Depuis lors, pendant trois mois et demi, on badigeonne la majeure partie du corps avec du sulfocyanure ferrique et du tannin, l'un et l'autre dissous dans l'alcool à 96° ; sur les mains de temps à autre, on a recours au bi-odure mercurique et à la pommade d'extrait alcoolique de coaltar ; deux fois par semaine, on y joint l'application de glycérat d'amidon tanniné (glycérat d'amidon, 60 gram.; tannin, 3 gram.), dont on fait une application générale.

Après trois mois et trois semaines, il ne reste plus que des traces de *Psoriasis guttata* de la main et des coudes ; il n'en reste aucune trace ni aux genoux ni aux pieds, ni sur le reste du corps ; les traces persistantes ont entièrement disparu par la suite.

Guéri, en trois mois et trois semaines.

2. M. B... (Louis), de Fondettes (Indre-et-Loire) ; 46 ans.

Psoriasis de forme nummulaire.

Aux deux tiers des coudes et des avant-bras, au tiers des

genoux et des jambes, larges squames arrondies, séparées par des espaces de cinq à six centimètres, sains. C'est le sujet de l'observation du pore de la peau, rouge, élargi, à bords épaissis ; autour du pore de la peau se trouvait une sérosité blanchâtre squamique, autour de celle-ci une auréole inflammatoire ; d'où résulte une grande affinité entre le *Psoriasis* et l'*Eczéma* comme cela a été dit aux généralités sur le *Psoriasis*.

Traitement. — Une fois par semaine : iodure argentique. Après quinze jours, sulfocyanure ferrique, dissous dans l'alcool à 96° ; nitrate argentique, tous les huit jours.

Au bout d'un mois, pommade noire au coaltar, sur les bras et les jambes, et cela une fois par semaine, pendant trois mois et demi.

A cette époque, guérison aux neuf dixièmes. Traces à peine sensibles au-dessus des coudes ; au-dessous des genoux un peu plus de squames légères linéaires.

Iodure argentique et sur les traces blanches : iodure mercurique.

Guérison en cinq mois, suivie de rechute trois mois après.

Rechute. — *Psoriasis aux genoux et aux coudes*, aux genoux, sur un espace de huit centimètres, et aux coudes, sur un espace de quatre centimètres.

Traitement. — Tous les huit jours, pendant cinq semaines, sulfocyanure ferrique et tannin, l'un et l'autre dissous dans l'alcool à 96° ; vers la fin on ajoute à ces moyens du nitrate argentique.

Guérison définitive, en neuf mois et demi.

4. M. P..., de Langeais (Indre-et-Loire).

Psoriasis diffusa.

Six squames à chacune des jambes.

Traitement. — Iodure argentique.

Quatre jours après, ventouses scarifiées, iodure argentique.

Encore quatre jours, après les derniers ; ventouses scarifiées sur cinq points ; cérat coaltarisé, glycériné avec craie. Iodure argentique.

Le lendemain : peu de matière squameuse ; moins d'hypérémie : sulfocyanure ferrique ; iodure argentique ; cérat coaltarisé, glycériné, avec craie.

Neuf jours après : iodure argentique, sulfocyanure ferrique dissous dans l'alcool à 96°.

Guéri en six fois.

5. M. D..., de Tours, 19 ans. — Tempérament lymphatico-sanguin.

Psoriasis guttata.

Squames blanches de quatre à cinq millimètres aux coudes et aux genoux, depuis six ans.

Traitement. — Sulfocyanure ferrique dissous dans l'alcool à 96° ; nitrate argentique ; glycérat d'amidon.

Application de temps à autre.

Guéri en six mois.

6. M. L. (Alexandre), vigneron ; trente ans ; d'un tempérament lymphatico-sanguin, robuste.

Psoriasis diffusa depuis vingt ans.

Squames épaisses de quatre centimètres, aux coudes ; squames disséminées d'un demi-centimètre de longueur.

Traitement. — Sulfocyanure ferrique ; glycérine. Cela a suffi pour imbiber, puis amoindrir les squames qui ont pris l'apparence d'une sorte de vernis.

7. M. V..., de Fondettes (Indre-et-Loire).

Tempérament lymphatico-sanguin.

Psoriasis diffusa aux jambes et au dos.

Traitement. — Ventouses scarifiées aux jambes et au dos.

Jambes : Sulfocyanure ferrique, tannin, l'un et l'autre dissous dans l'alcool à 96° ; nitrate argentique.

Dos : Sulfocyanure ferrique et tannin, l'un et l'autre dissous dans l'alcool à 96°.

On continue les mêmes applications pendant vingt-quatre jours, de temps à autre, au bout desquels les jambes sont un peu hypérémicées.

Traitement : ventouses scarifiées sur les jambes et le long des vertèbres. Sulfocyanure ferrique et nitrate argentique.

Guéri en un mois.

Ces sept observations, choisies parmi un plus grand nombre, me paraissent suffire pour démontrer que lorsque le *Psoriasis*, même très ancien, n'est pas toujours très tenace, il cède, au bout d'un temps plus ou moins long, aux moyens variés qui ont été employés pour le combattre.

Voici maintenant deux exemples de *Psoriasis* dans lesquels les mêmes moyens n'ont pas réussi ; l'un avait été traité antérieurement à l'hôpital St-Louis, à Paris ; et la guérison, qui y avait été obtenue, ne s'est maintenue que peu de temps ; ce *Psoriasis* a résisté également aux moyens topiques que j'ai employés et à l'eau minérale de la Roche-Posay.

L'autre, après avoir été traité par mes moyens, et son état s'étant amélioré, a trouvé que le traitement ne marchait pas assez vite ; il est allé à l'hôpital St-Louis, dans le service de M. Hardy, où il a été guéri par l'emploi de l'arséniate ferrique ; j'ai pu constater la guérison, après plusieurs années.

Deuxième série d'Observations.

8. M. B..., de Vendôme (Loir-et-Cher), 28 ans, coutelier. Date de l'invasion : sept mois.

Psoriasis diffusa situé aux coudes, sur les cuisses et les jambes ; les genoux sont sains.

Traitement. — Ventouses scarifiées sur tout amas de squames ; cérat coaltarisé, glycériné avec craie ; iodure argentique.

Quatre jours après, même traitement pendant trois jours de suite.

Au bout de dix jours, amélioration, surtout aux cuisses, on emploie encore le même traitement.

Le lendemain, sulfocyanure ferrique dissous dans l'alcool à 96° ; le surlendemain, sulfocyanure ferrique sur quelques points ; ailleurs cérat coaltarisé, glycériné avec craie.

Le malade me quitte ce jour même, c'est-à-dire après douze jours, depuis le commencement du traitement et sept applications qui ont amélioré le *Psoriasis*.

Il va se faire traiter à l'hôpital St-Louis, dans le service de M. Hardy, et est guéri complétement par l'arséniate ferrique qui échoue dans la plupart des cas.

9. M. C..., contre-maître de chemin de fer, à Tours, 33 ans ; date de l'invasion : cinq ans. Tempérament lymphatico-sanguin.

Psoriasis diffusa et nummularia, absolument généralisé sur tout le corps.

Ce malade a été guéri, à l'hôpital St-Louis, par les moyens suivants : à l'intérieur, liqueur de Fowler et tisane de pariétaire, avec bi-carbonate sodique. A l'extérieur, huile de Cade et, dans les derniers temps, cataplasmes de fécule, après l'emploi de l'huile de Cade ; bains d'amidon alcalins ; en sortant du bain, frictions avec l'axonge ; bains de vapeur.

Mais l'affection ne tarde pas à reparaître après la cessation du traitement.

Traitement. — Pendant dix mois, deux fois par semaine, sulfocyanure ferrique dissous dans l'alcool à 96°, additionné ou non de tannin, dissous pareillement dans l'alcool à 96° ; de l'iodure argentique. De temps à autre on applique des ventouses scarifiées.

Au bout de dix mois de traitement, voici quel est l'état du *Psoriasis* : coloration cuivrée des points très nombreux où existe l'affection cutanée ; peu de squames ; un peu d'épaississement de la peau aux bras.

A cette époque, le malade se rend, malgré mon avis, aux eaux de la Roche-Posay (Vienne), et y fait une saison qui semble réussir complétement. La peau reprend partout la teinte normale ; il n'y a plus trace de squames ; mais cette guérison apparente est très fugace ; le *Psoriasis* ne tarde pas à reparaître et à envahir les nombreux endroits de la peau qu'il affectait auparavant ; de sorte qu'il peut être regardé comme incurable.

Conclusions.

1° Le *Psoriasis* est une affection essentiellement squameuse qui débute par de petites élevures presque toujours papuleuses, mais qui peut commencer par une inflammation d'un pore de la peau. — Les squames du *Psoriasis* sont d'un blanc ordinairement argentin, existant surtout, mais pas dans tous les cas, aux coudes et aux genoux, ce qui en facilite, lorsqu'il existe dans ces parties, le diagnostic.

2° Parmi les variétés de *Psoriasis*, on distingue les *Psoriasis guttata*, *circinata* et *diffusa*, auxquels on peut ajouter les *Psoriasis nummularia* et *inveterata*.

3° Le diagnostic du *Psoriasis* s'établit ordinairement sur trois faits : squames sèches d'un brillant argenté, très adhérentes au point où elles sont attachées, tombant et se renouvelant sans cesse ; une rougeur plus ou moins cuivrée de la peau ; un épaississement de cet organe.

4° Il est difficile, pour ne pas dire impossible de distinguer dans certains cas le *Psoriasis* du *Pityriasis*, de l'*Eczéma* et même du *Lichen*, suivant les différents aspects que présente cette affection cutanée.

5° Le *Pityriasis* peut se transformer, dans diverses circonstances, en *Eczéma*, en *Pityriasis* et plus rarement en *Lichen*.

6° Les causes du *Psoriasis* sont prédisposantes ou occasionnelles. La cause prédisposante principale est dans le système sanguin, ou tout au moins dans le système lymphatico-sanguin, avec prédominance du système sanguin. Nous rejetons l'idée d'hérédité directe relative à cette affection, comme à toutes les autres. Les causes occasionnelles sont, autant qu'on peut les apprécier : l'abus des viandes, surtout salées, ou de gibier, les boissons alcooliques, le thé, etc. Les veilles trop prolongées, les émotions morales trop vives peuvent provoquer le *Psoriasis*. Le café est tout à fait innocent des méfaits dont on l'accuse à cet égard.

7° Le traitement général est ordinairement nul. L'iodure argentique naissant ou récemment préparé, le sulfocyanure ferrique et le tannin, l'un et l'autre dissous dans l'alcool à 96°, nous ont donné d'excellents résultats, même lorsque le *Psoriasis diffusa* était généralisé ; nous y avons ajouté dans certains cas le cérat coaltarisé, glycériné, avec craie ; nous avons employé dans quelques cas l'iodure mercurique, l'iodure bismuthique, le glycérat d'amidon seul, ou additionné de tannin ; parfois nous avons eu recours au sulfocyanure ferrique, suivi du nitrate argentique.

Assez souvent, précédant ces moyens, nous avons appliqué des ventouses scarifiées ou pratiqué de simples scarifications.

8° L'acide pyrogallique, proposé par le docteur Jaritsch contre le *Psoriasis*, a les inconvénients de colorer longuement la peau en brun ; il augmente l'inflammation, produit des vésicules ; les récidives arrivent après le traitement par l'acide pyrogallique, comme par tous les moyens proposés par les dermatologistes ; enfin, par l'effet de la pommade à un dixième d'acide pyrogallique, il y a des douleurs très intenses qui se manifestent surtout au changement de pansement.

Ces graves inconvénients, qui n'existent pas dans notre traitement, témoignent de l'infériorité de celui du docteur Jaritsch, et nous permettent de proposer nos moyens avec confiance à l'attention des praticiens.

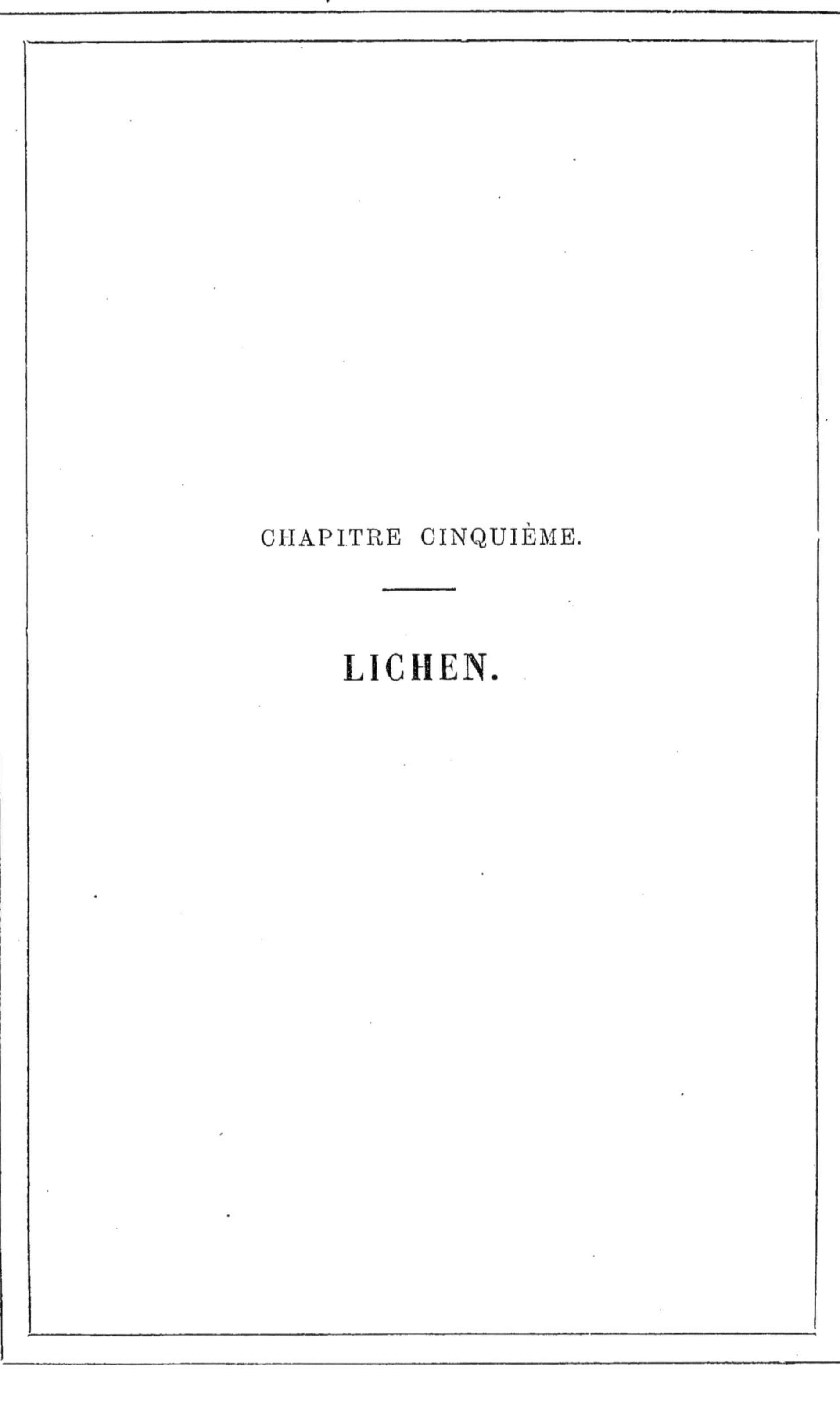

CHAPITRE CINQUIÈME.

LICHEN.

LICHEN.

I. Considérations générales.

Le *Lichen* (1) est constitué par une éruption de petites papules, auxquelles succède une altération plus profonde de la peau ; cette affection cutanée rend la peau épaisse et rude et accentue singulièrement les plis que présente la membrane qui revêt le corps.

L'affection débute ordinairement par une démangeaison, limitée ou générale ; mais quelquefois, elle n'est précédée par aucun prurit. Elle se manifeste par l'apparition de petites papules, c'est-à-dire, de petites élevures, ne contenant pas de liquide, ordinairement acuminées, quelquefois discrètes, mais formant le plus souvent par leur agglomération des plaques dont la surface est hérissée et rugueuse. Ces papules sont fréquemment rouges, ainsi que la peau qui les environne. Dans les régions où elles se développent, elles déterminent un gonflement, d'où résulte un épaississement très distinct de la peau. Dans certaines régions, l'affection cutanée détermine une telle rudesse de la peau et une telle exagération de ses plis, que la peau se fendille, en formant des crevasses et même de véritables rhagades.

Puis, ensuite, les papules s'ouvrent presque toujours à leur sommet et laissent échapper un léger suintement sous forme de petites gouttelettes de sérosité qui se concrètent en petites croûtes très dures, minces, sèches, d'une couleur rarement blanchâtre, plus souvent grise et quelquefois noire. Les squames noires sont mélangées de plus ou moins de sang coagulé et desséché à la surface des papules. La production de sérosité et quelquefois de sang est due à l'excoriation des papules, que les malades provoquent, en se grattant, sollicités qu'ils sont

(1) Du grec : λείχην. — Malades traités 26 ; observations 10.

d'une manière invincible par la démangeaison qui, nous l'avons dit, précède presque toujours l'invasion du *Lichen* et qui se continue et s'accroît souvent avec elle. Cette démangeaison est accompagnée de chaleur et de cuisson et se fait sentir surtout le soir et la nuit.

Les individus atteints de *Lichen* jouissent d'habitude d'une bonne santé. Quelquefois au début, il y a quelques symptômes généraux : malaise, céphalalgie, inappétence, un peu de fièvre, etc. ; mais ces symptômes se dissipent rapidement, et les individus affectés de *Lichen* ont ordinairement l'apparence de la santé. Cependant Devergie et d'autres dermatologistes, frappés de la coïncidence de la gastralgie avec le *Lichen*, et faisant remarquer qu'elle précède assez souvent cette affection, ont rapporté l'affection cutanée aux troubles digestifs, tandis que ce n'est qu'une simple coïncidence provoquée par le tempérament nerveux.

Le *Lichen* est quelquefois limité, circonscrit ; mais comme les autres affections dartreuses, il tend à s'étendre et peut gagner presque tout le corps. Toutes les régions de la peau peuvent en être atteintes; cependant, on le voit surtout apparaître au visage, au cou, aux mains et aux cuisses. On l'observe, mais moins souvent, aux jambes, au dos, aux pieds, au scrotum ; rarement il prend siège sur le cuir chevelu. C'est surtout aux mains qu'il présente ces fendillations, ces crevasses et ces espèces de rhagades, dont il a été question plus haut.

Marche, terminaison. Le *Lichen* est une affection qui dure généralement très longtemps et, quand elle guérit, les auteurs disent qu'elle récidive facilement, ce que je n'ai jamais observé ; au contraire, la guérison entre nos mains a paru toujours définitive ; je n'ai pas vu non plus que la peau après la guérison conservât de l'épaisseur et de la rudesse, non plus qu'une coloration anormale qu'on a signalée.

Etiologie. On doit distinguer, à propos de l'étiologie du

Lichen, les causes prédisposantes et les causes occasionnelles.

Causes prédisposantes. Le *Lichen* se montre chez des individus de tout âge, il apparaît aussi fréquemment sur un sexe que sur l'autre. Le tempérament a une très grande influence ; il se développe principalement chez les individus à tempérament nerveux.

C'est surtout aux changements de saison, à l'automne et au printemps, que l'on voit apparaître le *Lichen.*

L'hérédité a été encore signalée comme cause prédisposante ; des auteurs vont jusqu'à regarder comme prédisposition l'*Eczéma* ou le *Psoriasis*, chez les parents directs ou les aïeux. Bien que l'*Eczéma*, le *Psoriasis* et le *Lichen*, puissent apparaître successivement chez le même individu et cela par la transformation d'une affection cutanée, dans l'autre, je regarde l'hérédité comme une prédisposition, causée par la similitude de la peau et non pas comme une véritable cause prédisposante, ainsi que nous l'avons dit, lorsque nous avons traité du *psoriasis* ; encore une fois l'hérédité est une prédisposition moindre aux affections cutanées qu'à la plupart des autres ; elle ne peut dans aucun cas être regardée comme cause prédisposante.

Causes occasionnelles. Elles sont à peu près les mêmes que celles de l'*Eczéma* et du *Psoriasis.* Abus d'une nourriture trop animalisée, abus des boissons alcooliques, du thé ; émotions morales très vives ; contact de substances irritantes, etc.

Le *Lichen*, dans lequel on ne découvre aucun parasite, ne saurait être contagieux.

Siège anatomique. Certains auteurs, en tête desquels il faut citer MM. Hardy et Devergie, rejettent l'idée de Cazenave que la *papule* du *Lichen* n'est autre chose qu'une *papille* pathologique, de même que dans le *Prurigo* ; ces deux affections cutanées différant par les symptômes auraient une même cause, suivant Cazenave, qui cherche à établir que le *Lichen et le Prurigo sont des inflammations des papilles nerveuses.*

M. Hardy objecte à l'idée de Cazenave qu'on ne trouve jamais le *Lichen* à la paume des mains, à la plante des pieds, où les papilles sont les plus nombreuses et ensuite qu'on ne rencontre jamais, dans les éruptions lichénoïdes, ces dispositions régulières, parallèles, droites ou courbes, qu'affectent les papilles nerveuses. Mais M. Félix Rochard lui répond, en adoptant l'idée de Cazenave : « Il est reconnu aujourd'hui que les papilles, au point de vue de leur structure intime et de leurs fonctions, doivent être divisées en deux groupes, suivant qu'elles sont pourvues ou dénuées du corpuscule de Meissmer. On sait aussi que, dans ces papilles du premier groupe, l'élément nerveux domine ; l'élément sanguin y est nul ou presque nul ; tandis que celles du second groupe contiennent toujours des vaisseaux sanguins en quantité considérable »...... « Suivant nous, c'est ce groupe de papilles qui est le théâtre principal et presqu'unique de l'éruption lichénoïde »...... « M. Hardy a cru que toutes les papilles présentaient également un dessin particulier et cela n'est vrai que pour les papilles plantaire, palmaire et sous-onguéale ; quant aux autres, c'est une forme disséminée et irrégulière qu'elles affectent »...... « et comme ce mode de distribution est précisément celui du *Lichen*, du *Prurigo*, il faut bien en conclure, dit M. Félix Rochard, que la papule lichénoïde et prurigineuse a son siège dans la papille de deuxième ordre, décrite par M. Sappey (1). »

Les idées de M. Félix Rochard sont ingénieuses, mais elles ne démontrent pas du tout que la papule soit engendrée par la papille, sans corpuscule répandue sur tout le corps, comme l'a objecté Devergie : il n'y a rien de commun entre la papule et la papille nerveuse ; de ce qu'on ne sait pas bien dans quelle partie de la membrane cutanée il faut placer ces corps pleins, solides, qui sont un des caractères de l'*éruption* de *Lichen* — et de l'*éruption prurigineuse* ; de ce que ces papules sont dures, consistantes, font éruption sans compromettre l'intégrité de la

(1) M. Félix Rochard. Traité des maladies de la peau. 230.

peau ni sa couleur normale, on ne peut en conclure que ce n'est pas dans les tissus superficiels que se trouve le siège anatomique du *Lichen*.

Bazin pense que cette affection cutanée a son siège dans la papille chargée de la sécrétion épidermique et se fonde principalement, pour émettre cette hypothèse, sur la sécrétion épidermique abondante, qui se montre dans le *Lichen* à la face externe des membres.

M. Hardy place, comme pure hypothèse, le *Lichen* à côté de l'*Eczéma* qui vient, dit l'éminent dermatologiste, si souvent le compliquer « dans les parties profondes de l'épiderme, dans le corps muqueux. »

Divers auteurs allemands admettent que les papules du *Lichen* sont dues à un exsudut infiltré dans l'épaisseur du derme et qui provoque un gonflement très circonscrit de cette membrane.

Au milieu de toutes ces divergences d'auteurs recommandables sur le siège anatomique du *Lichen*, nous ne hasarderons pas une opinion ; cependant, nous ne pouvons nous empêcher de faire remarquer, avec M. Hardy, que l'*Eczéma* vient souvent compliquer le *Lichen*. Ces deux affections cutanées, sans avoir une origine commune, sont très rapprochées ; le tempérament *lymphatique* qui provoque surtout l'apparition de l'*Eczéma*, le tempérament *nerveux* qui prédispose au *Lichen*, nous semblent une explication suffisante de l'affection différente surtout par le plus ou moins de profondeur des éléments anatomiques atteints. Cependant nous ne balançons pas à déclarer que l'origine du *Lichen*, comme celle du *Prurigo*, dans l'état actuel de la science, a encore quelque chose de mystérieux, que des études ultérieures, il faut l'espérer, feront disparaître.

Variétés suivant l'aspect. — Nous divisons le *Lichen*, à l'exemple de quelques auteurs, en deux principales variétés : le *Lichen simplex* et le *Lichen agrius*. Le *Lichen simplex* comprend les sous-variétés de *Lichen circonscrit* ou *nummulaire* et de *Lichen invétéré.*

1° *Lichen simplex.* — Il se rencontre au visage, au dos de la main et aux doigts, à la face externe des avant-bras, des cuisses, au creux du jarret, à la face postérieure et aux faces latérales du cou.

Le *Lichen simplex* se montre à un degré plus ou moins prononcé et durant plus ou moins de temps, quelquefois il est invétéré. Il est caractérisé presque toujours par des démangeaisons préliminaires qui s'accompagnent bientôt de l'éruption de petites papules rouges ou peu colorées, souvent incolores, discrètes ou réunies les unes à côté des autres, peu saillantes. Au bout de sept à huit jours, les papules se condensent et sur le sommet, souvent ouvert et vésiculeux, apparaissent de petites squames, dures, sèches, grises. En même temps, la peau présente une sécheresse, une rudesse et un épaississement très marqués.

Les démangeaisons sont assez vives ; mais elles se font sentir, surtout le soir, pendant une demi-heure ou une heure.

La récidive, disent les auteurs, est très facile et très fréquente; ce que nous n'avons pas vu.

1re *Sous-variété. Lichen circonscrit ou nummulaire.* — Cette variété est caractérisée par des plaques arrondies, à limites tranchées, de cinq centimètres au plus de diamètre. Ces plaques, le plus souvent, occupent la partie externe des avant-bras ; mais elles se montrent dans d'autres régions, notamment au visage. Quelquefois isolées, surtout au visage, elles se manifestent en plus ou moins grand nombre dans les autres régions et sont formées de petites papules très rapprochées qui leur donnent un aspect hérissé d'une foule d'aspérités. Les papules disparaissent au bout de quelques jours et sont remplacées par des squames dures, rugueuses, adhérentes ; au-dessous des squames la peau s'épaissit toujours plus ou moins.

Parfois, on voit sur une plaque de *Lichen circonscrit* des

vésicules qui se groupent comme celles de l'*Eczéma*; ce qui établit un passage entre les deux affections que nous constaterons bien mieux dans la sous-variété suivante, *Lichen inveterata*, et surtout dans la seconde variété ou *Lichen agrius*.

2° *Sous-variété. Lichen invétéré.* — Il est surtout caractérisé par la persistance et la tenacité des altérations du tégument externe.

Les papules du début étant effacées, il reste un épaississement, une sécheresse rude de la peau, une augmentation de ses rides, altérations qui persistent. Il faut y joindre une desquamation cutanée, consistant en squames épaisses qui, dans quelques cas, de même que dans la sous-variété précédente, pourraient être prises pour des squames de *Psoriasis*.

Assez souvent, au milieu des squames, apparaissent des vésicules et même des pustules qui donnent un exsudut sécrété par elles, et qui mélange ses croûtes éphémères avec les croûtes invétérées du *Lichen*.

Le *Lichen invétéré* dure très longtemps, à moins qu'il ne soit combattu par un traitement rationnel ; il peut se prolonger autant que la vie.

2e *Variété. Lichen agrius.* — C'est presque toujours le *Lichen*, à l'état aigu, mélangé plus ou moins d'*Eczéma*. — Aux papules du *Lichen* viennent se joindre, dans cette variété, un assez grand nombre de vésicules qui deviennent parfois des pustules ; de là, la dénomination d'*Eczéma lichénoïde*, sous laquelle cette affection est aussi désignée.

Cette variété commence ordinairement par une sensation de chaleur, de cuisson et de démangeaisons très prononcées, qui se continue pendant l'éruption et qui lui a fait donner la qualification de *ferox*.

Au milieu des papules qui ne tardent pas à apparaître, se rencontrent plus ou moins de vésicules de l'*Eczéma*, qui laissent suinter une sérosité qui se dessèche en squames, lesquelles se mélangent à la matière crustacée du *Lichen* ; parfois les pustules, qui se montrent au milieu des vésicules et des papules, se rompent et donnent lieu à l'écoulement d'un pus qui se concrète à son tour ; de manière à donner un aspect hideux au visage lorsque le *Lichen agrius* y est situé ; ses lieux d'élection sont encore le cou ou les membres ; mais il peut envahir toute l'étendue de la peau.

La marche du *Lichen agrius* est rapide, comme doit l'être une forme aiguë d'affection cutanée ; mais, disent les auteurs, les recrudescences sont fréquentes ; ce qui tient, selon nous, au traitement suivi ; une fois guérie, la peau reprend son état normal, ce qui arrive après un traitement plus ou moins long (1).

II. *Traitement.* — On emploie des lotions d'iodure potassique qui en général suffisent pour faire tomber la matière crustacée, après l'avoir détachée ; on aide souvent l'action des lotions d'iodure potassique, en achevant de détacher la matière crustacée, au moyen de la lancette.

Puis on emploie du nitrate argentique, ce qui donne de l'iodure argentique naissant, dont on fait usage directement dans certains cas.

On emploie aussi le cérat coaltarisé, glycériné avec craie ; le phénate sodique ; le sulfocyanure ferrique et le tannin, dissous dans l'alcool à 95° ; le collodion glycériné.

Sur les fendillations, on applique l'iodure plombique.

Enfin quelquefois, mais rarement, on a recours aux ventouses scarifiées.

Les bains d'amidon, les cataplasmes de mie de pain ou de fécule sont en général inutiles ; il en est de même des laxatifs. On rejettera, dans la plupart des cas, les eaux minérales alcalines et le bi-carbonate de soude, qui pris, soit intérieurement,

(1) On trouve encore, dans les auteurs, le Lichen urticatus, le Lichen gyratus, le Lichen lividus, etc., mais ces sous-variétés ne nous paraissent pas mériter une mention particulière.

soit en bains ne seront employés qu'avec la plus grande discrétion ; on peut les regarder la plupart du temps comme inutiles ou nuisibles et, comme nous l'avons déjà dit, pouvant influencer l'économie en général d'une manière fâcheuse. Les pommades mercurielles devront être également rejetées ainsi que celles préparées avec le calomel ou le précipité.

Pour combattre le prurit, on peut se servir du précipité d'eau blanche, au lieu de lotions d'eau blanche ; de l'iodure argentique.

On devra rejeter les pommades au cyanure potassique, qui sont très infidèles et restent presque toujours sans effet ; de même que la pommade à l'oxyde zincique et au camphre qui n'ont pas les mêmes inconvénients, mais sont presque toujours inutiles.

Sous aucun prétexte, même dans les cas invétérés, on n'emploiera les préparations arsénicales, *intùs* et *extrà*, la teinture de cantharides qui a une action très vive sur la vessie, et les bains sulfureux qui guérissent rarement et toujours en provoquant une irritation plus ou moins vive de la peau, et en augmentant l'affection cutanée dans des proportions qu'on ne saurait déterminer.

III. — Observations.

Mme R....., de Vendôme (Loir-et-Cher), 52 ans. Tempérament lymphatico-nerveux.

Lichen inveterata occupant le front et la majeure partie du visage.

Date de l'invasion : un an.

L'affection cutanée a commencé par une crasse noire sur le front et sur les sourcils ; en lavant avec de l'eau savonneuse, on enlevait des lambeaux d'épiderme sous lesquels apparaissaient des surfaces rouges.

Traitement antérieur. — Un pharmacien fait laver la malade avec de l'eau fraîche ; à la suite de l'emploi de ce moyen, apparaissent des croûtes sèches.

Celles-ci sont regardées comme la suite d'un érythème par un médecin qui ordonne des lotions avec un infusé de sureau. Sous l'influence de ces lotions, la matière crustacée devient très compacte, très épaisse, au point d'inquiéter la malade.

Un autre médecin ordonne des lotions avec du carbonate de soude et des cataplasmes d'amidon. Sous l'influence de ce traitement les croûtes s'enlèvent, mais elles se reproduisent continuellement.

La malade consulte Cazenave, médecin de l'hôpital St-Louis, à Paris. Cazenave ordonne vingt pilules d'arséniate sodique, une à prendre chaque matin ; une cuillerée à bouche par jour, une heure avant le repas, de sirop, dit dépuratif, à la saponaire ; des lotions alcalines soir et matin ; plus tard la malade emploiera de la glycérine, le soir, et la lotion alcaline, le matin.

Continué pendant cinq mois, ce traitement n'a donné aucun résultat.

Un pharmacien de Vendôme, ayant constaté que la glycérine était une cause d'irritation, conseille à la malade d'en suspendre l'emploi.

Un chirurgien-major de régiment engage la malade à employer une pommade au calomel ; celle-ci détermine une irritation telle qu'on est obligé d'y renoncer.

Symptômes au moment de la consultation : croûtes minces, grises et très sèches, occupant en abondance le front, les sourcils et les pommettes ; épaississement de la peau.

Traitement. — Lotions avec l'iodure potassique qui font tomber un quart de la matière crustacée, puis nitrate argentique, de manière à faire de l'iodure argentique naissant ; ce traitement est continué tous les jours, pendant trois jours.

Au bout de ces trois jours, le front est à peu près débarrassé de matière crustacée ; il n'y reste que trois petites croûtes ; mais aux sourcils, la matière crustacée persiste, elle est un peu épaisse ; elle persiste aussi, mais elle y est très mince, aux pommettes.

A l'aide d'une solution d'iodure potassique et du bistouri, on enlève la matière crustacée qui se trouve sur le front et aux sourcils ; on emploie ensuite le nitrate argentique (iodure argentique naissant).

Aux pommettes, la matière crustacée mince ne peut être enlevée par l'iodure potassique ; mais au moyen de l'iodure argentique naissant, on fait disparaître tout prurit. Ce traitement est continué pendant vingt et un jours.

Au bout de ce temps, il n'y a plus que des pellicules de *Lichen* à peine sensibles, répandues sur le front et sur les joues ; la matière crustacée est plus épaisse aux sourcils. Les applications ont été faites en moindre quantité, toujours avec l'iodure potassique et le nitrate argentique et continuées encore pendant onze jours.

La malade part complétement guérie après un mois. Douze ans après le traitement, je revois la malade : la guérison s'est maintenue.

2. Mlle B..., de Tours, 11 ans (du bureau de bienfaisance).

Lichen limité au nez et aux joues.

Traitement. — Solution d'iodure potassique pour enlever la matière crustacée, puis solution de nitrate argentique, pour former de l'iodure argentique naissant.

Guérie en quinze jours.

3. Mlle D... (Augustine), de Tours, 10 ans.

Lichen circonscrit ou nummulaire au visage.

Traitement.— Le même que celui qui a été pratiqué pour le n° 2. Guérie.

4. Mlle P..., de Tours, 14 ans.

Lichen circonscrit ou nummulaire au visage.

Traitement. — Le même que celui qui a été pratiqué pour les nos 2 et 3.

Guérie.

5. Mlle R... de Tours, 27 ans, domestique.

Lichen fendillé de la main droite.

Traitement.— Le tempérament de la malade étant très lymphatique, on ordonne des dragées à l'iodure ferreux et du vin de gentiane.

Autour des fendillations on lotionne avec de l'iodure potassique et du nitrate argentique (iodure argentique naissant).

Sur les fendillations on applique de l'iodure plombique humide; puis un peu de sulfocyanure ferrique dissous dans l'alcool, suivi de nitrate argentique; cette dernière application cause une légère douleur qui est vite calmée; ensuite, on applique du collodion glycériné sur les fendillations.

Le lendemain, la disparition des fendillations est complète.

Guérie en une seule fois.

6. Mme F..., d'Azay-le-Rideau (Indre-et-Loire), 48 ans.

Lichen circonscrit aux doigts de la main gauche, depuis un mois.

Traitement. — Iodure argentique, cérat coaltarisé, glycériné avec craie; phénate sodique.

Ce traitement a été continué pendant un mois, de temps à autre.

Au bout de ce temps, iodure argentique.

Guérie en cinq semaines.

7. Mme T..., d'Azay-le-Rideau (Indre-et-Loire), 63 ans. Tempérament lymphatique.

Lichen circonscrit à la lèvre supérieure.

Traitement.— Lotions avec l'iodure potassique, auxquelles on fait succéder l'application du nitrate argentique (iodure argentique naissant) pendant sept jours, au bout desquels la malade est guérie aux deux tiers.

Au bout de ce temps et pendant douze jours, cérat coaltarisé avec craie ; iodure plombique.

Le treizième jour : sur l'affection cutanée, iodure mercurique ; autour, iodure plombique.

Le quatorzième jour et le quinzième, c'est-à-dire vingt et un jours après le commencement du traitement : iodure potassique, nitrate argentique (iodure argentique naissant), un peu de tannin, dissous dans l'alcool à 96°.

Guérie en vingt et un jours.

8. M. B..., de Tours.

Lichen fendillé aux mains.

Traitement. — Cérat coaltarisé, glycériné avec craie ; iodure argentique ; iodure plombique ; phénate sodique.

Le lendemain, bien peu de fendillations.

Même traitement.

Guéri en deux fois.

9. M. R..., de Villeperdue (Indre-et-Loire), 25 ans, maître chaudronnier.

Lichen circonscrit aux mains.

Traitement. — Cérat coaltarisé, glycériné avec craie.

Iodure argentique naissant.

Le lendemain, très bien ; légère sensation de piqûre, pendant la nuit ; peu de matière crustacée. Vingt ventouses scarifiées ; cérat coaltarisé, glycériné avec craie, iodure argentique, sous-nitrate bismuthique humide.

Un et deux jours après, le mieux se continue, sauf que le malade a éprouvé quelques douleurs partielles.

Cérat coaltarisé, glycériné avec craie ; iodure argentique ; sous-nitrate bismuthique humide.

Guéri en quatre fois.

10. M. P..., de Tours, 12 ans.

Lichen scrofuleux à la jambe droite, arrondi de dix centimètres de diamètre.

Traitement. — (a) *Général* : Sirop d'iodure ferreux ; vin de gentiane.

(b) *Local.* Iodure argentique.

Le lendemain, même traitement.

Pendant trois jours : cérat coaltarisé, glycériné avec craie.

Au bout de six jours, depuis le commencement du traitement, iodure argentique.

Pendant six nouveaux jours : cérat coaltarisé, glycériné avec craie.

Va bien ; la matière crustacée s'amincit de plus en plus.

Le treizième jour : cérat coaltarisé, glycériné avec craie. Phénate sodique.

Guéri.

Il y a eu rechute au bout de quelques mois ; mais de nouveau la guérison a été obtenue, en employant les mêmes moyens, et cette fois elle est définitive.

IV. — **Conclusions.**

1° Le *Lichen* est constitué par une éruption de petites papules, discrètes ou serrées les unes contre les autres, rouges ou incolores, auxquelles succède une altération plus profonde de la peau qui devient épaisse et rude et accentue singulièrement ses plis. Puis les papules s'ouvrent presque toujours à leur sommet et laissent échapper un léger suintement, sous forme de petites gouttelettes de sérosité qui se concrètent en petites croûtes très dures, minces, sèches, d'une couleur rarement blanchâtre, plus ou moins grise et quelquefois noire. La matière crustacée noire est mélangée de plus ou moins de sang coagulé et desséché à la surface des papules. La production de sérosité et quelquefois de sang est provoquée par le grattage irrésistible pour les malades, à la suite des démangeaisons que l'affection provoque.

2° Les individus, atteints de *Lichen*, jouissent d'habitude d'une bonne santé ; c'est à tort qu'on a rapporté cette affection cutanée aux troubles digestifs qui parfois coïncident avec elle ; il n'y a de commun entre ces deux affections que la cause prédisposante, qui réside dans le tempérament nerveux.

3° Quelquefois limité, circonscrit, le *Lichen*, comme les autres affections dartreuses, tend à s'étendre et peut gagner tout le corps ; cependant on le voit surtout apparaître au visage, au cou, aux mains et aux cuisses.

4° Les auteurs disent que le *Lichen* est une affection cutanée qui dure généralement très longtemps et qui, lorsqu'elle guérit, récidive facilement ; ce qui tient probablement au défaut de traitement rationnel. De fait, avec mes traitements particuliers, je n'ai pas observé de récidive, excepté dans un cas, où le *Lichen* était scrofuleux ; et encore a-t-il guéri par un nouveau traitement.

5° On doit distinguer, à propos de l'étiologie du *Lichen*, les causes prédisposantes et les causes occasionnelles. Parmi les causes prédisposantes, on ne peut invoquer l'âge ; le *Lichen* apparaît sur des individus de tout âge ; il n'en est pas de même du tempérament, il fait surtout élection du tempérament nerveux. C'est principalement aux changements de saison, à l'automne et au printemps qu'il se montre. L'hérédité communique une prédisposition aux individus par la similitude de la texture de la peau, mais ne saurait être regardée comme une véritable cause prédisposante. Quant aux causes occasionnelles, elles sont à peu près les mêmes que celles de l'*Eczéma* et du *Psoriasis* : nourriture trop animalisée, abus des boissons alcooliques, du thé; émotions morales trop vives, contact de substances irritantes, etc.

Le *Lichen*, dans lequel on ne découvre aucun parasite, ne saurait être contagieux.

6° Relativement au siège anatomique du *Lichen*, Cazenave cherche à établir que *le Lichen et le Prurigo sont des inflammations des papilles nerveuses*. Plusieurs dermatologistes disent qu'il n'y a rien de commun entre les papilles et le *Lichen*; d'autres objectent que la paume des mains et la plante des pieds, où les papilles sont les plus nombreuses, sont préservées du *Lichen*; mais quelques dermatologistes, faisant une distinction entre les papilles des extrémités et celles du reste du corps, regardent ces dernières comme propres à engendrer le *Lichen* et le *Prurigo*.

D'autres dermatologistes admettent que le siège du *Lichen* est dans le corps muqueux.

Au milieu de toutes ces divergences d'auteurs recommandables sur le siège anatomique du *Lichen*, nous ne hasarderons pas une opinion; cependant nous croyons devoir faire remarquer que l'*Eczéma* vient souvent compliquer le *Lichen* et que l'*Eczéma* est la *Dartre* des tempéraments lymphatiques, comme le *Lichen* est la dartre des tempéraments nerveux; les deux affections diffèrent surtout par le plus ou moins de profondeur des éléments anatomiques atteints. Du reste, il y a quelque chose de mystérieux, dans l'état actuel de la science, relativement à l'origine du *Lichen* et du *Prurigo*.

7° *Les variétés, suivant l'aspect,* se réduisent à deux principales : 1° le *Lichen simplex*, qui comprend comme sous-variétés: le *Lichen circonscrit* ou *nummulaire* et le *Lichen invétéré*. 2° Le *Lichen agrius*, aussi appelé *Eczéma lichénoïde*.

Le *Lichen simplex* se montre à un degré plus ou moins prononcé et durant plus ou moins de temps, quelquefois il est invétéré; il est caractérisé presque toujours par des démangeaisons préliminaires qui s'accompagnent bientôt de petites papules rouges, un peu colorées, souvent incolores, discrètes ou réunies les unes à côté des autres, peu saillantes. Sur le sommet souvent ouvert et vésiculeux, des papules apparaissent au bout de sept à huit jours, de petites squames dures, sèches, grises. En même temps, la peau présente une sécheresse, une rudesse et un épaississement très marqués. Les démangeaisons, surtout le soir, sont assez vives. La récidive est fréquente et facile, disent la plupart des dermatologistes, ce que nous n'avons pas constaté.

Dans la première sous-variété de *Lichen simplex*, le *Lichen circonscrit* ou *nummulaire*, on remarque des plaques arrondies, à limites tranchées de cinq centimètres au plus de diamètre.

Le *Lichen invétéré* est caractérisé par la persistance et la ténacité des altérations du tégument externe. Les papules du début étant effacées, il reste un épaississement, une sécheresse rude de la peau, altération qui persiste. Il faut y joindre une desquamation cutanée, consistant en squames épaisses, qui peut, dans quelques-uns, comme dans la sous-variété précédente, faire confondre le *Lichen* avec le *Psoriasis*.

Le *Lichen agrius* (*Eczéma lichénoïde*) est presque toujours le *Lichen* à l'état aigu, mélangé plus ou moins d'*Eczéma* Cette variété commence ordinairement par une sensation de chaleur, de cuisson et de démangeaisons très prononcées qui se continuent pendant l'éruption et qui lui ont fait donner la qualification de *ferox*.

Au milieu des papules qui ne tardent pas à apparaître se montrent plus ou moins de vésicules de l'*Eczéma* qui laissent suinter une sérosité, laquelle se dessèche en squames qui se mélangent à la matière crustacée du *Lichen*.

La marche du *Lichen agrius* est rapide, comme doit l'être une forme aiguë d'affection cutanée ; les recrudescences sont fréquentes, ce qui tient, selon nous, au traitement suivi ; une fois guérie, la peau reprend son état normal.

8° Le traitement général est presque toujours nul ; dans le traitement local, les cataplasmes de mie de pain ou de fécule, les bains d'amidon sont en général inutiles. On rejettera, dans la plupart des cas, les eaux minérales alcalines et le bi-carbonate de soude qui, soit intérieurement, soit en bains, ne seront employés qu'avec la plus grande discrétion. On rejettera la plupart des médicaments, ou des moyens usités jusqu'à ce jour.

On emploiera des lotions d'iodure potassique qui, en général, suffisent pour faire tomber la matière crustacée, après l'avoir détachée ; on aide souvent l'action de l'iodure potassique, par la lancette ou le bistouri.

Puis on emploie du nitrate argentique, ce qui donne de l'iodure argentique naissant, dont on fait usage directement dans certains cas.

On emploie aussi le cérat glycériné, coaltarisé avec craie ; le phénate sodique, le sulfocyanure ferrique et le tannin, l'un et l'autre dissous dans l'alcool à 96°.

Sur les fendillations, on applique l'iodure plombique, le collodion glycériné.

Enfin, quelquefois, mais rarement, on a recours aux ventouses scarifiées.

FORMULAIRE DES DARTRES.

Bain.

Bain d'amidon.

Eau, 200 litres.
Amidon, 250 à 500 gram.

Cataplasmes de mie de pain.

Mie de pain, trempée dans l'eau tiède, posée entre deux linges.

Solution aqueuse de Phénol, de Phénate sodique.

Au millième.
Au centième.
Au cinquantième.
Au vingtième.

Solution alcoolique de sulfocyanure ferrique.

I. Versez dans du chlorure ferrique 355 grammes, dissous dans l'alcool à 96°, du sulfocyanure potassique, 291 grammes, également dissous dans l'alcool à 96°.

Il se forme une liqueur épaisse cristallisable qui, en se desséchant, prend des couleurs morderées métalliques.

Le chlorure potassique qui se forme ne tarde pas à se précipiter.

II. Sulfocyanure ferrique, 100 grammes,
Alcool à 96°, 400 grammes.

Solution alcoolique de tannin.

Tannin. } ãa
Alcool à 96°. }

On peut faire varier la quantité d'alcool et de tannin.

Solution alcoolique iodo-tannique.

Solution précédente, additionnée de son volume de teinture d'Iode au douzième.

Médicaments à l'état naissant.

1. Nitrate argentique 178 gr.
Eau distillée 500 gr.

2. Iodure potassique 166 gr.
Eau distillée 500 gr.

Trempez un pinceau ou une baguette de verre, dans chacune de ces solutions, frottez les pinceaux ou les baguettes les uns contre les autres et appliquez.

Le nitrate potassique qui se forme, loin d'être nuisible, est utile.

Chlorure, Bromure et Cyanure argentiques naissants.

Le chlorure, le bromure et le cyanure argentiques naissants, sont préparés avec le nitrate argentique et les chlorure, bromure, cyanure potassiques, en trempant, comme dans le cas précédant, un pinceau ou une baguette de verre dans chacune des solutions et les frottant les uns contre les autres.

Précipités humides.

I. Iodure argentique récemment préparé.
Iodure mercurique.
Iodure plombiqne.
Sous-nitrate bismuthique gélatineux.

II. *Précipité d'eau blanche.*

Eau de puits 5000 grammes.
Sous-acétate plombique (Extrait de Saturne), q. s.

Lavez bien le précipité à l'eau ordinaire et conservez-le, pour l'usage, dans un flacon bouché.

Pommades.

Pommade noire au coaltar et à la craie.

Coaltar 20 à 40 grammes.
Craie lavée et séchée 100 gr.
Huile d'olive 400 grammes.

Pommade blanche à l'extrait alcoolique de coaltar, à la glycérine et à la craie.

Extrait alcoolique de coaltar 10 gr.
Glycérine 20 gr.
Craie lavée et séchée. 20 gr.
Huile d'amandes douces 100 g.

Cérat coaltarisé à la glycérine et à la craie, v. p. 50 (note).

Cérat à l'extrait alcoolique de coaltar, à la glycérine et à la craie, v. p. 50, (note).

Calomel ioduré humide.

On verse une solution aqueuse d'iodure potassique sur du calomel et on agite jusqu'à ce que la matière prenne une couleur verdâtre, sale, plus ou moins foncée; le calomel est alors transformé en iodure mercureux et l'iodure potassique en potasse. On conserve pour l'usage le produit dans un flacon bien bouché et on l'applique au moyen d'un pinceau.

Substances diverses.

Alcool à 96°.
Glycérine anglaise.
Glycérat d'amidon.

TABLE

DU PREMIER FASCICULE.

EXPLICATION DE LA PLANCHE.

Fig. 1. Eczéma simplex généralisé sur un enfant de deux ans (Tête, poitrine, bras, épaules, jambes) page 23.

Fig. 1. Un bras de l'enfant de deux ans au moment de la guérison. On y voit de nombreux points rouges piquetés, ce qui fait comprendre la pathogénie de l'Eczéma (page 23).

Fig. 2. Eczéma situé sur les fesses d'un homme de cinquante ans, vers le pli et avoisinant le coccyx; de nombreux points rouges piquetés accusent encore mieux que chez l'enfant la pathogénie de l'Eczéma.

Fig. 3. Eczéma rubrum, occupant la majeure partie du visage chez une femme de 45 ans, traitée sans succès, pendant deux mois à l'hôpital St-Louis. Elle a été guérie en un mois et demi, par le traitement coaltarisé (page 24).

Tours. — Imp. Mazereau.

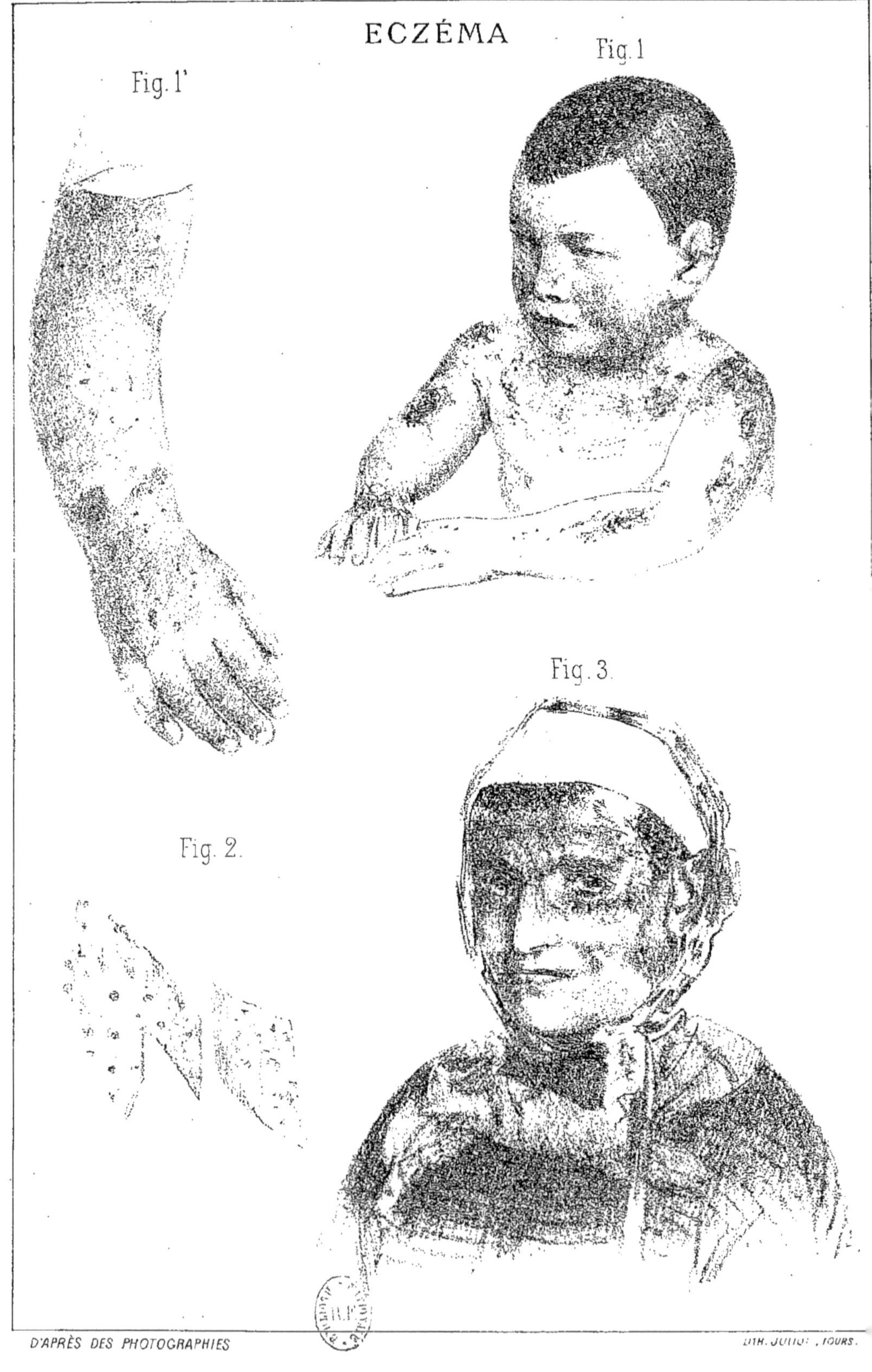

D'APRÈS DES PHOTOGRAPHIES

LITH. [illegible], TOURS.

www.ingramcontent.com/pod-product-compliance
Ingram Content Group UK Ltd.
Pitfield, Milton Keynes, MK11 3LW, UK
UKHW012233240726
13966UKWH00003B/1083